声を変えると不調は消える

医師が教える1日5分の発声法

医学博士
周東 寛

WAVE出版

声を変えると不調は消える

——医師が教える1日5分の発声法——

はじめに

健康で長生きしたいというのは、誰しも願うことでしょう。

けれども、年齢とともに体力は落ち、身体のあちこちに不調が生じます。若い人でも、偏った食生活や睡眠不足など、体力を過信して不摂生な生活を送っていると、身体は徐々に蝕まれていきます。

病は体からの信号です。

病は日常生活や精神活動のゆがみから生じるのであり、病気になったのはそれを直しなさいという体からの信号なのです。

生活自体を見直さない限り、病の根本的な治療はできず、むしろ悪化していきます。

体からの信号ということで、私が注目しているのが「声」です。

声にはさまざまな心身の状態に関する情報がつまっています。

医者は診察の際、まず患者さんに「今日はどうされました？」と話しかけます。するると患者さんはご自分の言葉で症状を説明しますが、医者が耳を傾けているのは、患者さんの話す内容だけではありません。患者さんの「声」そのものも、重要な診察材料なのです。

私が「『声』で不調を改善することができる」と言うと、ほとんどの方が驚かれます。それはなぜなら、「声なら毎日出している」けれど、「体はあちこち不調だらけ」というのが多くの方の健康の実態だからでしょう。

はっきり申し上げますと、ただ声を出すだけではダメです。

健康になるための発声法には、ちょっとしたコツがあります。

それは呼吸を意識することです。

私は健康になれる発声法を考え、実践しています。

あなたがいま何気なく発している声。その、体にもともと備わっている「声」という仕組みの使い方をちょっと変えるだけで、体は細胞レベルから変わりはじめるでしょう。

本書ではその方法をご紹介しますが、難しいテクニックは必要ありません。毎日ハミングをして声帯を震わせ、ため息をつくだけでも効果は十分期待できます。

この発声法は朝起きてからリビングで、お風呂の中で、夜眠る前に布団の中で、家の中のいつでもどこででもできますし、外を散歩しながらでもできるのが魅力的です。

毎日声帯を震わせて、お腹から声を出す。たったこれだけの習慣を身につけるだけで、健康な体を手に入れられるのです。

現代はとても便利になりました。コミュニケーション方法が多様化し、声を介さずにコミュニケーションをとれるようにもなりました。ひと昔前からすると、考えられないような話です。

ですが私は、直接人と会い、声をかけ合い、ときにはふれあっておこなう生のコミュニケーションにこそ、生命のエネルギー、健康の原動力がつまっていると思っています。

太古の昔に声という生きるための道具を得、その恩恵にあずかってきた私たちですが、ひとり暮らしの高齢者や引きこもりの若者に限らず、ともすれば「声」の必要性がないがしろにされつつあるいまこそ、「声」の役割から見直す時代がやってきたのではないでしょうか。

この本を読まれたみなさんの「声」が変われば、もしかしたら医者はいらなくなってしまうかもしれません。しかし、そうなれば私は本望です。

そんな時代が来ることを願って、私は今日も診察室でひとりひとりの患者さんとゆっくり向き合い、元気のお手伝いをしています。

今日からぜひ、「声」を変えて、病に負けない体を手に入れてください。

声を変えると不調は消える　もくじ

第1章

なぜ声を変えると健康になるのか　11

第2章 声で体はこんなに変わる 51

第3章

ボソボソ声は不健康まっしぐら　83

第4章

この声の出し方で人生が変わる　119

第5章 心身トラブルを防ぐ体づくりと生活習慣

装丁　原てるみ（mill design studio）
イラスト　江口修平
DTP・図版作成　つむらともこ
校正　日野慎介
編集協力　大畠利恵

第1章
なぜ声を変えると健康になるのか

発声と呼吸を意識すれば健康になる

健康な人の声はハリがあり、すき通ったような澄んだ声をしています。ただし、美声であるというのとは意味合いが違います。

いい声とは、健康的な声のことです。ボイストレーニングなどに通って発声練習をし、美しい声を目指しても、体そのものが不健康であれば、いい声は得られません。

また、肉体的にも精神的にも健康な人は総じておしゃべりです。

声を出す・しゃべるということは、体が弱っているときは重労働ともいえる行為です。だから、私が患者さんを診るときは、声を出す力があるかどうかも重要な診察のポイントです。どんなに治療が難しい病気をかかえていても、声にハリがある人なら「この人なら大丈夫だ、乗りきれる」と考えますし、逆に病気は軽くても、出している声が弱々しい場合には、要注意のサインと受け取ります。

健康になるための声の出し方を身につけ、実践すれば、体の内側から鍛えられます。声を出すことは、とても簡単で効果的な健康法でもあるのです。

ただし、声を出すと健康にいいとはいえ、おしゃべりな人がみな健康かというと、そうでもありません。私のもとに訪れる患者さんで、具合が悪いのにペラペラおしゃべりな人はたくさんいます。

私がこの「声を出すと健康にいい」という話をすると、

「オレは毎晩飲みに行ってしゃべりっぱなしだから大丈夫だ！」

「友だちと毎日長電話してるから平気！」

などと安心してしまう患者さんもいますが、それだけでは健康だとは言えません。

もちろん、日常的におしゃべりをたくさんしている人のほうが、しゃべらない人よりはいいでしょう。

しかし、健康になるには、ただしゃべるのではなく、声を出すときの呼吸が重要なポイントなのです。つまり、「声の出し方を変える」ことが必要です。

私が患者さんにすすめるのは深い呼吸、いわゆる腹式呼吸です。腹式呼吸は、息を深く吸ってお腹をふくらませ、息を吐くときにゆっくりとへこませる呼吸法です。

腹式呼吸ができるようになると呼吸量が増えます。

呼吸量が増えると全身に新鮮な空気が行きわたるので、血行が促進され、内臓の働きが活発になるのです。

予防医学を取り入れている私のクリニックでは、運動施設のほか、健康のためのさまざまな教室を開いています。そのひとつの健康カラオケ教室では、腹式呼吸で歌うことをすすめています。

みなさんも、音楽の時間に「お腹から声を出して」と先生から教えられたのではないでしょうか。これは腹式呼吸を意識して歌いなさい、という意味です。胸式呼吸だとのどだけで歌おうとするので、それで大声を出すとのどを痛め、あっという間に声がかれてしまいます。

●カラオケで血圧が下がった！

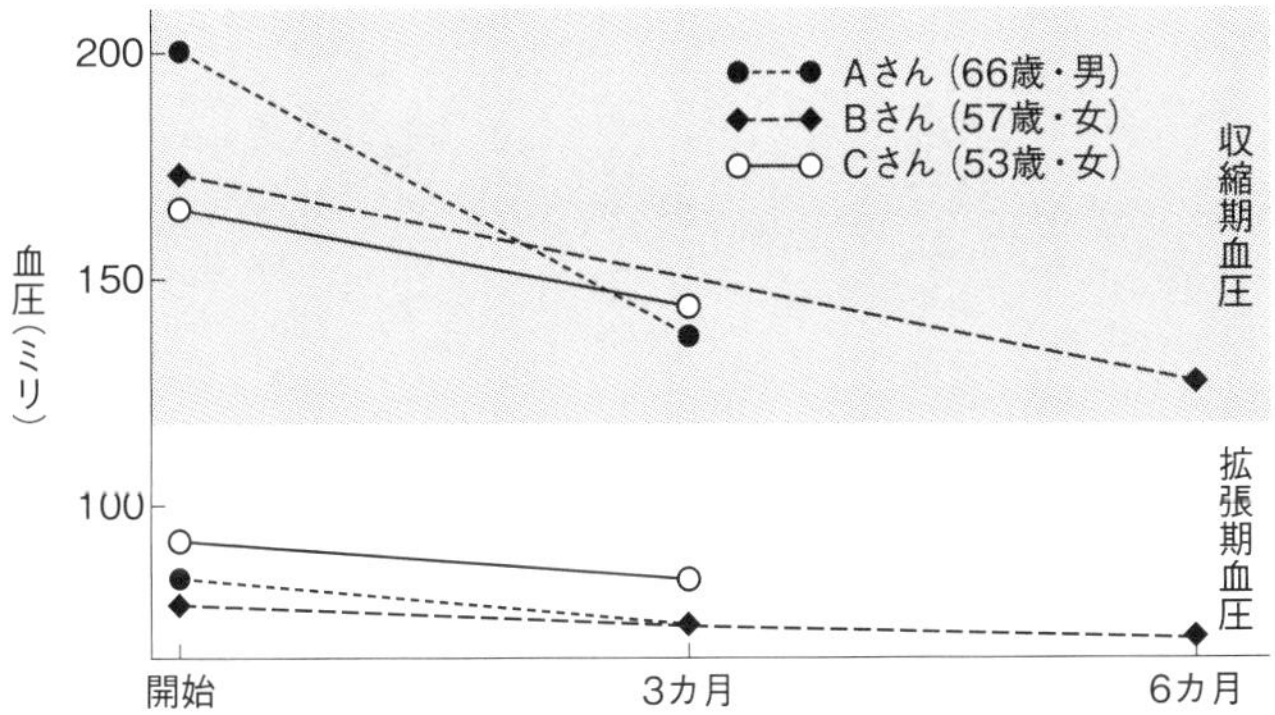

健康カラオケ教室に参加した3名の3〜6カ月後の血圧ははっきりと下がっていた

教室に参加している患者さんからは、「血圧が下がった」「血糖値が下がった」「脂質異常症が改善した」などの報告を受けます。50代・60代の高血圧の患者さんの調査をすると、収縮期血圧が２００㎜Hgぐらいあった方が、３カ月後には１４０㎜Hgまで下がったという例もあります。続ければ続けるほど改善していき、３カ月後、６カ月後と着実に血圧は下がっていきます。

腹式呼吸をおこなうと通常の呼吸より１・５倍もの酸素を取り入れられます。たくさんの空気を体内に取り入れることで血管の収縮と拡張が活発になり、血行促進や血圧の低下をうながすのです。

さまざまな本などでも紹介されているように、腹式呼吸だけでも健康にいいのは間違いありません。ヨガや気功、太極拳など、世界中の健康法はストレッチと呼吸法のセットになっています。

これに、私がさらに発声をプラスした「腹式発声」をすすめるのには、理由があります。

腹式発声を続けると、肺を強化できるので、健康的な体を手に入れられるのです。

なぜ、腹式発声で健康になれるのか

胃カメラで食道や胃腸を観察しているときに、患者さんに声を出してもらったところ、発生した振動が声帯に近い食道だけではなく、胃や十二指腸にも伝わっていることがわかりました。臓器だけではなく、中の胃液なども一緒に震えていたのです。しかも、食道の振動はまるできれいなさざ波のようでした。

そのことから私は、肺の中にも同じように振動が伝わっているだろうと考えました。

臓器や器官に振動が伝わると、一種のマッサージ効果で血流に影響します。

肺の中では気管支が枝分かれを繰り返し、その末端がブドウの房のように袋状になっています。これが肺胞であり、肺は3～6億個もの肺胞が集まってできています。

肺胞はまわりを毛細血管で取り囲まれ、その毛細血管と肺胞で、酸素と二酸化炭素を交換しています。肺胞の酸素が毛細血管に取り込まれ、毛細血管の二酸化炭素は肺胞に捨てられて、気管支を通って呼気とともに吐き出されるのです。この交換作業は呼吸器系のもっとも重要な役割といえ、その作業を担っているのは肺胞なのです。

つまり、肺胞は生命にとって重要な役割を果たしています。この肺胞が正常に機能していないと、酸素と二酸化炭素を交換する機能がうまく働かないのです。肺胞はいったん破壊されると再生しません。小さな肺胞の袋が破壊されると仕切りがなくなって大きな袋状になってしまい、気管支の壁が厚く腫れて呼吸をしづらくなります。肺の弾力もなくなり、のびきった風船のような状態になってしまうのです。これは「肺胞破壊」状態で、とくに喫煙患者に多く認められます。

さらに肺胞のまわりにあった毛細血管も閉塞してつぶれ、繊維化して減ってしまい、たくさん減少してしまうと酸素と二酸化炭素の交換ができなくなります。そうなると、呼吸不全を招く恐れがあります。呼吸不全を起こすと体に酸素が行きわたらなくなり、心臓に負担がかかり、心肥大、心拡張を経て心不全につながる、と最悪な道をどんどん進んでしまいます。

肺の中の小さな細胞が、体全体に影響を及ぼすのですから、あなどれません。

前述のように肺胞が破壊される最大の原因は喫煙ですが、老化も原因のひとつだといわれています。

いつまでも肺機能を活発に保つためには、やはりトレーニングが必要です。そのために適しているのが、体の臓器をまんべんなく震わせる腹式発声なのです。発声したときに肺胞まで震わせれば、その刺激を受けて血行が促進され、細胞が活性化するでしょう。

また、肺を強化すると、心臓にも影響を与えます。

心臓は両肺に挟まれるように位置し、心臓と肺は密接な関係がある臓器です。両肺の真ん中に心臓があります。息を吸うと肺がふくらみ、息を吐くと肺が縮まります。真ん中に挟まれた心臓はその動きによって、穏やかにマッサージしてもらっているのです。胸式呼吸のとき、肺の横隔膜は2センチぐらいしか上下しませんが、腹式呼吸は12センチも上下運動させることができると言われています。動きが大きい分、心臓をマッサージする力も強くなるのです。

心臓は酸素を多く含んだ血液を排出し、体内を巡った二酸化炭素がまた心臓に戻ってくることは、みなさんも昔授業で習ったでしょう。心臓に戻った二酸化炭素は肺で酸素と交換されます。

心臓自体は酸素を取り入れられませんが、心臓とつながっている肺が呼吸するたびに酸素を取り込んでいます。肺が丈夫であれば多くの酸素を取り入れられますが、丈夫でなければ酸素の量は減り、心臓が送り出す血液中の酸素が足りなくなって脳に十分に行きわたらなくなります。そうなると心拍数が増えて心臓に負担がかかりますし、イライラしてストレスもたまりやすくなります。

医学博士の野口英世は、「すべての病気の原因は酸素不足だ」という言葉を残しています。１３５年以上も前に生まれた偉人が、酸素の重要さを見抜いていたのです。

私も『酸素力』（アイシーアイ出版刊）という本で酸素と健康の関係を唱えましたが、酸素は、ありがたいことに無料です。そう考えると多くの酸素を体内に取り込む腹式発声は、あらゆる病気の予防にもなり、しかもお金もかからない手軽な健康法といえるかもしれません。

声を出すとはどういうことか

声は、どうやって出るのでしょうか。

ひと言でいうと、声は声帯の振動によって生じます。ただし、実際はさまざまな働きが重なって、声を生み出しています。

①吸い込んだ息が呼気として肺からのどのほうへ送られる。
②声帯の間を呼気が通過するときに、声帯が振動し、小さな音が出る。
③出た音がのど・口・鼻に響いて共鳴する。
④共鳴した音に舌や唇、頬や歯などで変化を加えて「声」にする。

この4ステップで声は生まれるのです。つまり、声は呼吸によって声帯が震えることで生じます。日常会話をしているとき、声帯は成人男性は平均して毎秒100回、成人女性は毎秒200回もの速さで振動するので、ただ1音出すだけでも、かなりの運動量です。これが歌っているときには毎秒500〜600回となり、声域がソプラノの場合は1000回を超えます。高い声ほど声帯の振動が多くなるのです。

声帯はのどの奥にあるので、口を大きく開けても見ることはできません。男性ならばのどぼとけが出ている部分の内側のあたりに声帯は位置します。

「声帯が震える」とは、左右2枚の声帯の粘膜が振動することで、音を出す仕組みの基本です。声帯は呼吸をするときは開いていて、声を出すときには閉じています。

オーボエという楽器は、息を吹き込む部分に「リード」と呼ばれる2枚の板がついています。息を吹き込むとこの2枚の板が振動して「ブー」という音を出します。これをオーボエにつけると、木管部分に共鳴していわゆるオーボエの音色になるのです。人の声を出す仕組みもそれと似ていて、声帯が閉じた状態で、その狭い隙間

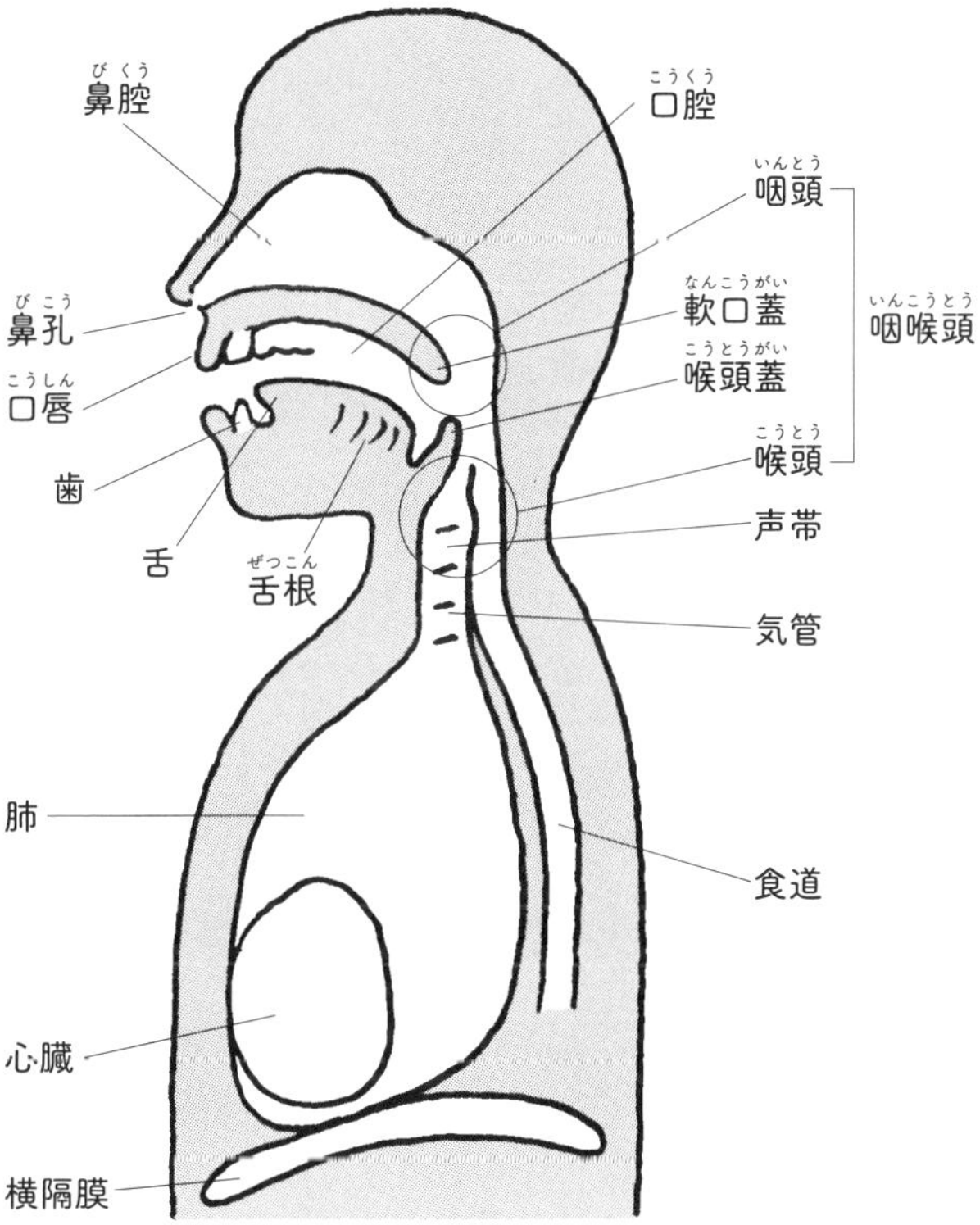
鼻腔《びくう》
口腔《こうくう》
咽頭《いんとう》
鼻孔《びこう》
軟口蓋《なんこうがい》
咽喉頭《いんこうとう》
口唇《こうしん》
喉頭蓋《こうとうがい》
喉頭《こうとう》
歯
声帯
舌
舌根《ぜつこん》
気管
肺
食道
心臓
横隔膜

を抜けていく息がつくり出すうなりから声は生じます。

人の顔が違うように、声もみな違います。高い声の人もいれば低い声の人もいますし、甘い声の女性もいれば、ドスのきいた声の男性もいます。

知り合いから電話がかかってきたときに、第一声を聞いただけで「○○さん?」とわかることもあるように、人の声には特徴があります。

指紋と同じように、声には声紋というものがあります。声紋とは人の声を分析し、特徴を抽出したパターンのこと。人の声はさまざまな周波数の音の集まりでできています。その周波数と時間や強度をグラフ化したものを、声紋と呼びます。

のどにある声帯の形や大きさは人によって異なりますし、口腔や鼻腔のつくりも違います。そうすると、声帯が振動して発する声にも違いが現れるのです。といっても声帯の大きさは、大体人差し指の爪ほどです。意外と小さいので驚かれたのではないでしょうか。

男性の声帯は約12ミリと長めで幅が広いので、その分振動が少なくなり、低く太い声になります。女性は声帯が約9ミリと短く、幅が狭いので振動が多くなり、高

●声帯のつくり

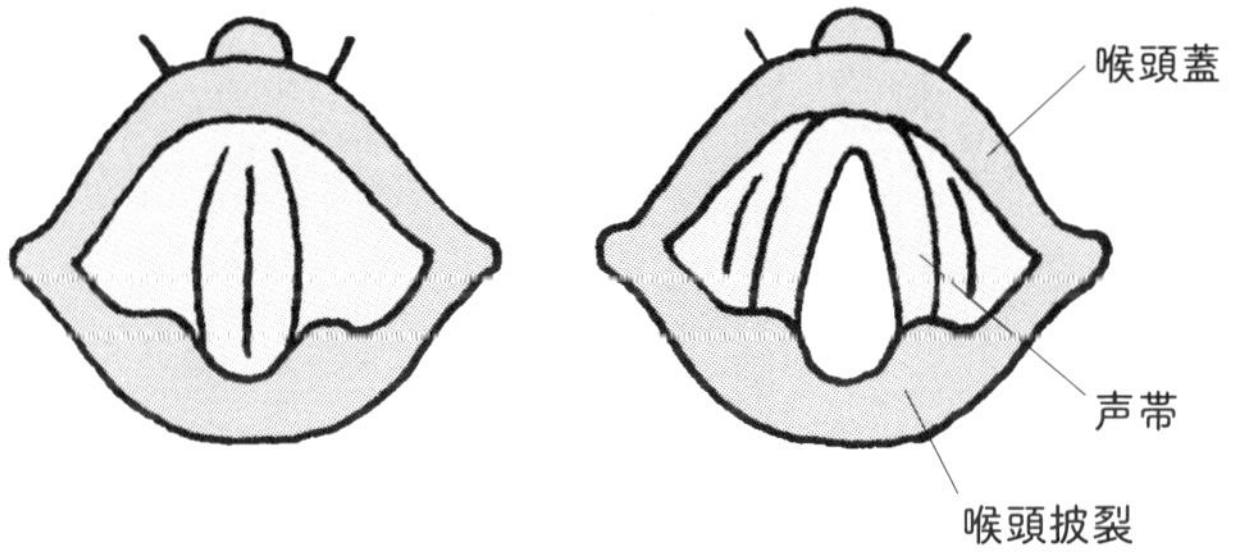

い声になります。

また、声帯の大きさは身長や首の太さ、首の長さとも関係しています。首が太い人ほど声は太く、首の長さが短い人ほど声は低音になる傾向があります。声紋からその声を発した人の性別や年齢、顔の特徴、身長などを推測できるので、犯罪捜査に利用されているケースもあるようです。

たとえば、身長の高い人は声が低く、低い人は声が高い傾向があります。歌手の和田アキ子さんの身長は、約１７１センチ。野太くて低い声ですが、パワフルに歌っていらっしゃいます。対して、ジブリの映画「もののけ姫」のテーマ曲を歌った米良美一さんは、身長約１４２センチと小柄です。女性顔負けのハイトーンボイスであるのは、みなさんもご存じでしょう。

声帯は音の高低によって変化します。高い音を出すときは、声帯はピンと張って細く縦長になり、低い音を出すときは縮んでゆるむので幅が広がり、太く短くなります。

いずれも、声帯はほとんど閉じた状態です。

患者さんにアからオを発音してもらいながら気道の様子を観察すると、声帯の開きはほとんど変わらず、声帯のまわりの「披裂喉頭蓋《ひれつこうとうがい》ひだ」という部分が形や太さを変えて声を出していることがわかります。喉頭蓋《こうとうがい》、喉頭披裂筋《こうとうひれつきん》、声帯ひだは中に軟骨があり、外側が貝柱のように伸び縮みします。これらに潤いがないと、声帯があまり動かずにうまく声が出せません。さらに声帯自体にも潤いがなくなれば、ひどいかすれ声となります。たとえば風邪などで声がかすれるのは、声帯の部分が炎症を起こしているサインです。無理して大声を出すと白色の声帯が発赤して炎症を起こしやすくなり、それが慢性化するとポリープになる恐れがあります。

出た音をのど、口、鼻の中にどう響かせるかによっても声は変わります。口と鼻がつながっているのはみなさんも知っているでしょう。このつながっている場所を「後鼻孔《こうびこう》」といいます。この部分が狭くなると鼻のつまった声になり、離れすぎていると、いわゆる鼻にかかった声になります。

声帯をつかさどる脳神経

声を出すことは脳神経とも密接な関係があります。

人間の体は、脳からの信号が神経を通じて全身に伝わることで、動きます。

声帯が震えて声が出る仕組みはこれまでに説明したとおりですが、声帯を震わせるための指令を出しているのも、脳です。

脳には12対の神経があります。そのうちのひとつ、迷走神経から枝分かれした反回神経が声帯の働きをコントロールしています。

神経について理解するために、少し難しい話になりますが、詳しく解説しましょう。

神経はまず「中枢神経」と「末梢神経」に大別されます。中枢神経とは、頭の脳と脊髄を通っている神経のこと。末梢神経はそれ以外の神経のことを指します。

末梢神経のうち、脳から出ているのが「脳神経」、脊髄から出ているのが「脊髄神経」です。機能としては、体を動かしたり感覚を感じる「体性神経」と、内臓をつかさどる「自律神経」に区別されます。体性神経はさらに「感覚神経」と「運動神経」にわかれ、自律神経は「交感神経」と「副交感神経」を構成します。

迷走神経は脳から出る脳神経の一種ですが、機能的には体性神経・自律神経の両方の働きがあります。

反回神経は頭の中から出発した迷走神経から枝分かれして、声帯の横を通って

●神経のしくみ

脳から末梢に出入りする12対の脳神経

第Ⅰ脳神経	嗅神経	第Ⅶ脳神経	顔面神経
第Ⅱ脳神経	視神経	第Ⅷ脳神経	内耳神経
第Ⅲ脳神経	動眼神経	第Ⅸ脳神経	舌咽神経
第Ⅳ脳神経	滑車神経	**第Ⅹ脳神経**	**迷走神経——反回神経**
第Ⅴ脳神経	三叉神経	第Ⅺ脳神経	副神経
第Ⅵ脳神経	外転神経	第Ⅻ脳神経	舌下神経

末梢神経系の分類

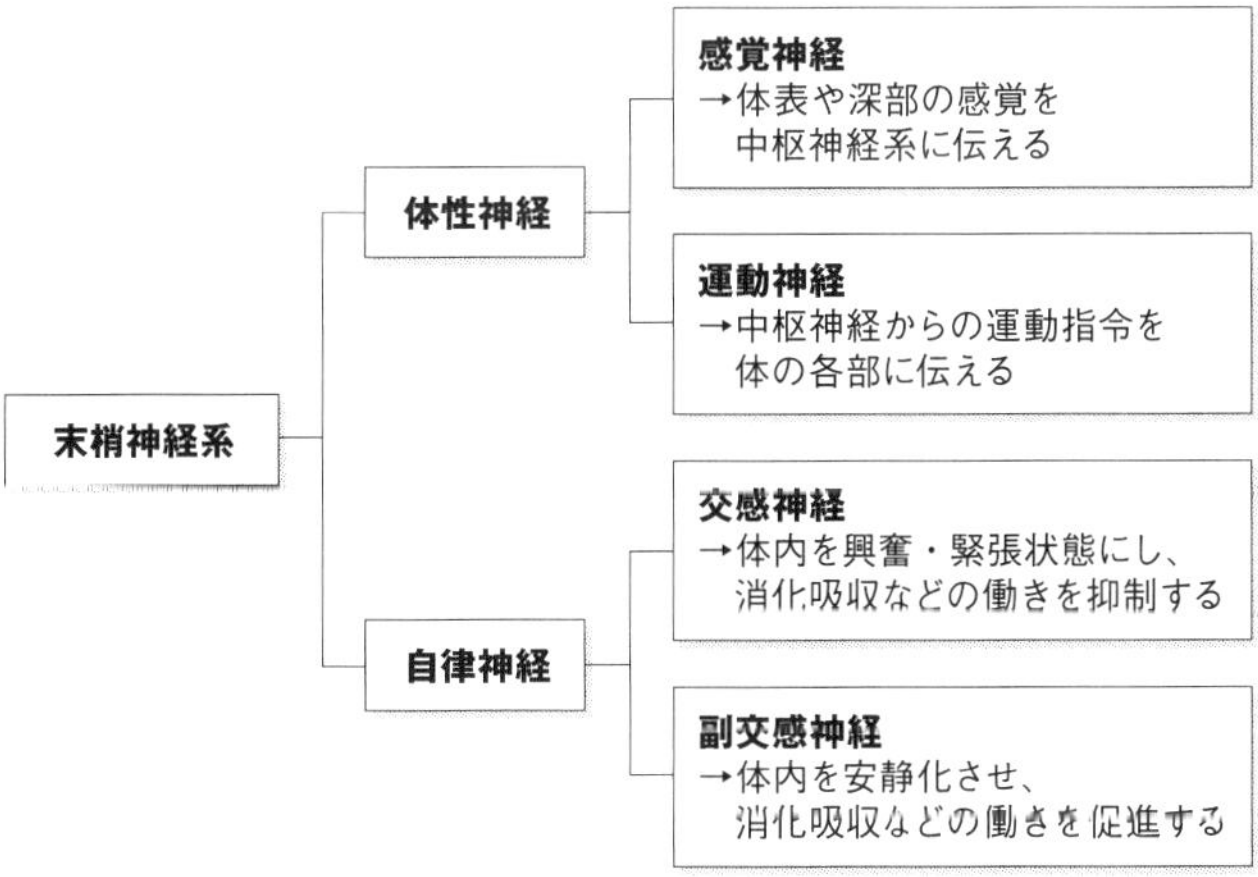

『ぜんぶわかる　脳の事典』(坂井建雄、久光正監修／成美堂出版刊)より作成

いったん心臓から出た大動脈弓のあたりで折り返し、再び声帯のあたりまで戻る経路をたどり、数ある神経の中でも長い距離を走っています。声帯筋を支配していて、反回神経を刺激すると副交感神経が優位に働き、体はゆるみ、リラックスした状態となります。

反回神経は長い距離を走っているので、経路の途中で障害を受けやすいのも特徴です。そして反回神経が肺の炎症、肺尖のガン、大動脈瘤で圧迫されるなどして障害が生じると、声帯が正常に機能しなくなり、声がかすれたり、声が出なくなったりするなどの症状が出ます。これが「嗄声《させい》」です。

迷走神経は分布範囲が脳神経最大で、肺、気管支、消化器などを制御します。全身の機能にとても重要な役割を果たす神経といえます。

声を出すことによる刺激は、反回神経を通じて脳の迷走神経にもフィードバックされ、その信号は再び迷走神経を通って体のすみずみに行きわたり、全身の活性化をもたらすのです。これが、声を出すことが健康に及ぼす重要な効果です。

腹式発声で体が変わる①自律神経を整える

気分が鬱々としているときやイラ立っているとき、何もかもうまくいかないと自暴自棄になっているとき……このような気分のときは、腹式発声で声を出すのが一番です。

大声を出す必要はなく、ふつうの声で簡単に発声してみるだけでも気持ちに変化が現れます。それは、声を出すと自律神経に影響を与えるからです。

腹式発声で声を出すと、自律神経と免疫力、ホルモンバランスの3つの要素を1度に調整できます。まさに一石三鳥の効果なのです。

まずは、自律神経についてお話ししましょう。

最近、健康のカギを握っているのは自律神経であるとよくいわれています。

ご存じの方も多いかもしれませんが、ここで自律神経とはどういうものなのか、おさらいしましょう。

自律神経とは、体のさまざまな機能を調整してくれる神経のこと。気管、気管支や肺に対して呼吸のコントロールをおこない、心臓や血管に対して血液の循環や血圧をコントロールするほか、汗腺から汗をかくのも、自律神経の働きによるものです。それだけではありません。食道、胃、小腸、大腸、肝臓、胆のう、膵臓《すいぞう》などを制御し、消化吸収やホルモンの分泌を調整する、しかも腎尿管《じんにょうかん》、膀胱《ぼうこう》にもかかわって、排せつする働きも自律神経が関係しています。さらに、女性では子宮や卵巣に、男性では精巣や前立腺に、それぞれ自律神経が関与しているのです。要は、自分の意志では動かせない部分の働きを支配しているのです。夜眠っている間に呼吸ができるのも、自律神経がコントロールしているからです。

自律神経には、交感神経と副交感神経の2種類があります。

交感神経は体を興奮させる働きがあり、昼間に活動しているときに高くなることから、昼間の神経とも呼ばれています。

副交感神経はリラックスさせる働きがあり、夜に活発になって心と体を静めることから、「夜の神経」と呼ばれています。

この2つの神経は、どちらが高いといいというわけではなく、バランスがとれている状態が理想です。ストレスにさらされる機会の多い現代人は、交感神経が高い傾向にあると考えられます。交感神経が高い状態では深い睡眠が得られません。しかも睡眠中の脳波をチェックしてみると、レム睡眠が多くて夢を見ている時間が増えています。

呼吸が浅いと、交感神経が高くなります。そうなると心拍数も多くなり、血圧が上がります。高血圧が続くと動脈硬化の原因になるので、見過ごせない状態です。そして動脈硬化は、心筋梗塞や脳梗塞などの命にかかわる病気を引き起こします。

一方で、呼吸が深いと副交感神経が高くなります。みなさんも、緊張しているときに深呼吸をして気持ちを静めようとするでしょう。これは自律神経的にはとても効果があります。副交感神経の働きがよくなるので、心拍も血圧も抑えられ、気持ちが落ち着いてくるのです。腹式発声がいいのは、深い呼吸をしながら声を出すと、自律神経のバランスを整えられるからです。

本書でも何回か「意識する」という表現が出てきますが、自律神経をコントロールするのに大切なのは、この意識なのです。緊張して呼吸が速くなっているときに、「緊張しているな」「呼吸が速くなっているな」と意識すると、それだけでも自律神経に変化が起こります。

とくに腹式呼吸で意識するのは丹田《たんでん》のあたり。丹田はへそのすぐ下あたりのところで、東洋医学では、ここに意識を集中すれば、健康を保ち気力がわいてくるといわれています。

呼吸だけではなく、発声も腹式のほうがいいのは、腹式発声をすることによってさらに深い呼吸になるからです。腹式発声をするときは最初に大きく息を吸うので、自然に深い呼気になります。深い呼気は交感神経を刺激して緊張作用をもたらします。次に、声を出しながら息をより長く吐き出すと、副交感神経が働いて緩和作用をもたらします。この繰り返しにより、乱れた自律神経を整えられるのです。

副交感神経が上がったままだと、リラックスしすぎているので仕事中に眠くなったり、交渉など大事な場面で本領を発揮できないかもしれません。２つの神経のバランスがとれているのが大事なので、交感神経と副交感神経が交互に働く腹式呼吸は最適なのです。

さらに、腹式発声で自律神経に変化が起きると、門脈に刺激を与えます。門脈とは、血液を消化器と脾臓《ひぞう》から肝臓に送り込む静脈系の血管のこと。血液を運ぶときに、腸から吸収された栄養物も肝臓に運んでいます。

門脈には未知のセンサーがあると私は考えています。そのセンサーが働くと腸内環境を整えるホルモンや、血中脂質、タンパク質、血糖をコントロールするさまざまな酵素やホルモンが産出し、体中の細胞がそれに反応して働くシステムが存在していると考えています。

このように、自律神経は体内のさまざまな働きに影響を与えています。

そしてその働きのひとつに、免疫力も関係するのです。

腹式発声で体が変わる
②免疫力がアップする

免疫とは、ウイルスや細菌から体を守る防御システムのことです。

免疫の中でもっとも働くのは白血球です。血管にたまった古い細胞などを食べつくし、外敵が侵入したときは攻撃してくれます。

白血球は1種類だけではなく、5種類に分かれています。

・好中球《こうちゅうきゅう》　白血球の半分以上を占めます。血液中を流れて、細菌やウイルスなどの病原菌が入ってきたときに、真っ先に数を増やして病原菌を分解します。

・単球　マクロファージ（大食細胞）とも呼ばれる細胞です。体に侵入した異物や、死んだ細胞を食べて処理してくれます。
・リンパ球　好中球の次に多いのがこの細胞。マクロファージなどでは処理できなかった病原菌を、抗体をつくって退治します。また、それらの外敵を記憶する働きをもっています。
・好酸球　ぜん息などのアレルギー性疾患や寄生虫病のときに増加し、化学遊離物質（ケミカルメディエーター）を出して外敵を攻撃します。
・好塩基球《こうえんききゅう》　特定の抗体に出会うと、ヒスタミンやヘパリンなどの物質を放出して、アレルギーや血管拡張などの作用に関与します。

この白血球をコントロールしているのが、自律神経だといわれています。交感神経が活発になると好中球、好酸球、好塩基球が増え、副交感神経が活発になると、リンパ球が増えます。ふだんは体内を守ってくれている白血球も、交感神経の作用が活発になって好中球、好酸球、好塩基球が増えると、病気にかかりやすくなってしまうことがあります。活性酸素を出して周囲の組織を酸化・破壊してしまうこともあります。一方で、副交感神経の作用が過剰かつ長く持続すると、リンパ球に関連した免疫系の病気にかかりやすくなることもあります。あとで述べますが、とくにリンパ球の免疫は腸管免疫と深い関係にあります。

これらのことから、交感神経と副交感神経のバランスをいかに保つのかが重要であることがわかります。バランスを保てれば、免疫は適切に働いてくれるのです。

免疫力がアップするカギこそ、腹式発声の働きです。

深い呼吸をすると体にしっかりと酸素を取り込むことができます。酸素をしっかり取り込むと、血液の循環がよくなり、血行がよくなります。さらに血液の循環がよくなると、新鮮な酸素が血管壁や血液中にたまったゴミタンパクなどの疲労物質を排出するので、免疫力がアップするのです。

そして免疫力がアップすると風邪のウイルスをブロックするので、風邪をひきづらくなります。

日ごろ、風邪をひきやすい人は、腹式発声で免疫力を鍛えるのが一番です。

呼吸が浅い人は病気になりやすいとよくいわれるのは、交感神経が優位になるためです。呼吸が浅いと吐く息が短くなる傾向があります。吐く息が短くなると交感神経が上がっている状態が多くなるため、糖尿病体質、高血圧症体質になったり、ストレスもたまりやすくなります。さらに体内の酸素が不足すると免疫力も落ち、風邪をひきやすくなる……というように、浅い呼吸はあちこちに支障を来すのです。風邪は万病のもとといわれるように、浅い呼吸も万病のもとといえるのかもしれません。

腹式発声で体が変わる
③ホルモンバランスを整える

腹式発声で自律神経と免疫力のバランスが整うと、さらにいい効果が生まれます。

ホルモンバランスも整えられるのです。

ホルモンは体内でつくられている物質で、成長や代謝など、さまざまな機能をコントロールする働きがあります。現在、体の中には100種類以上のホルモンがあるといわれており、聞きなれたインスリンやペプチドもホルモンの一種です。

とくにホルモンバランスは女性の体と密接にかかわっています。

いわゆる女性ホルモンとは、女性の卵巣から分泌される「エストロゲン」と「プロゲステロン」を指します。この2つは月経の周期に合わせて、分泌量が多くなったり少なくなったりします。

このホルモンバランスが崩れると、生理不順や生理痛、更年期障害などが起こりやすくなり、ニキビや肌荒れなどの女性の天敵も症状に現れます。

腹式発声をすると、自律神経を通して女性ホルモンのほか、甲状腺ホルモンや膵臓のホルモンなど、体中のホルモンのバランスを整えます。

自律神経は脳によってコントロールされているのですが、とくに視床下部によって支配されています。その視床下部の近くに、ホルモン分泌をコントロールする脳下垂体があるのです。視床下部と脳下垂体は密接な関係なので、ホルモンバランスが崩れると自律神経のバランスが崩れ、免疫系も乱れます。反対に自律神経が乱れるとホルモンバランスも崩れ、免疫系も乱れます。昔からいわれていることですが、自律神経系、ホルモン内分泌系、免疫系は三角関係の深い関係にあります。

腹式発声は、この3つのバランスをとるための調整役となるでしょう。

そして、この3つをコントロールすることで、健康な体が維持されるのです。

ストレスがかかると、脳下垂体で副腎皮質刺激ホルモンが分泌されて糖質コルチコイドの分泌を亢進し、アドレナリンやノルアドレナリンというホルモンを出させる酵素が産出します。すると副腎髄質が反応して、アドレナリンとノルアドレナリンが分泌され、交感神経が活発になります。そうなると好中球、好酸球、好塩基球が増えて、はじめは免疫力が増加します。しかし、興奮がひどく長く持続しすぎると、アドレナリンとノルアドレナリンが増えすぎて、免疫力が落ちてしまいます。

対して、リラックスした状態になると各神経の神経節からアセチルコリンという神経伝達物質が分泌され、副交感神経が活発になります。リンパ球が増えて免疫力が高まるのです。

このように、自律神経、免疫力、ホルモンバランスは互いに影響し合っています。腹式発声をするとその3つがプラスの方向に循環するようになり、ストレス知らずの健康な体を手に入れられるのです。

声は健康状態のバロメーター

東洋医学の医者は、「望《ぼう》・聞《ぶん》・問《もん》・切《せつ》」と呼ばれる4つの方法で診察をおこないます。
「望」とは外見を見ること。患者さんの顔色や肌のツヤ、舌の色、体格などを見ます。

「聞」とは、言葉どおり音を聞くこと。聴診器をあてて心音を聞くことや、さらに、においをかぐことも含まれます。

「問」とは問診を指し、「切」とは触診を意味します。

聞には、呼吸音や心音のほか、声も含まれます。

先ほども書きましたが、声の大小からは気やエネルギーの状態がわかりますし、のどの炎症や声帯の異常もわかります。風邪をひいているときはのどが腫れて声がかすれていますし、鼻がつまって鼻声になっています。これも声から、どのような風邪なのか症状を推察します。声のかすれは重大な病の前兆である可能性もあるので、見逃せません。

また、長く患っていたり、重病で体力がなくなると、蚊の鳴くような声になります。

しゃべるスピードが遅くなり、ろれつが回らないのなら、脳梗塞などを疑いますし、無口なのはうつ病や統合失調や認知症からきているものかもしれないと疑われます。ぜいぜいしながら話したり、痰が絡まっているような声なら、風邪やぜん息かもしれません。鼻が悪い人は鼻声になります。大酒飲みの人の声はしわがれ声であることが多いようです。これはいわゆる酒焼けが起きているからでしょう。

酒焼けは、西洋医学では慢性喉頭炎に該当します。お酒の飲みすぎやタバコの吸いすぎ、あるいは声を使いすぎたり、ほこりや煙の多い環境にいると、急性喉頭炎になる場合があります。急性喉頭炎を繰り返すと、慢性喉頭炎になってしまうのです。そうなると声がかれて出にくくなり、咳や痰が多くなります。

東洋医学では、お酒は熱性の飲みものといわれ、その熱性により体を温める作用があると考えられています。けれども、飲みすぎると熱が体内にたまり、のどの潤いがなくなり、声がかれるのです。これは酒の利尿作用が強く働いた結果により、気道粘膜が脱水した状態になったためと思われます。

疲れていると声が出づらくなったりかすれたりしますし、このように、声ひとつからわかる要素は非常に多いのです。声は健康状態を診断するためのバロメーターだといえます。

声帯を見れば健康状態はわかる

前述した4つの診断方法「望聞問切」の「望」には、舌診《ぜっしん》があります。

舌診は舌の色や状態から、体全体に起きていることを推察します。舌が小宇宙であるなら、体全体は大宇宙です。

舌が赤ければ発熱や炎症を起こしている可能性があります。黒ければ血液がよどんで流れの悪い状態であり、高熱や脱水症状、炎症、感染症、腎炎などの原因が考えられます。舌が紫の場合は冷え性です。白ければ「水湿《すいしつ》」という、体に余分な水分が溜まっている状態であり、慢性胃炎や胃下垂、消化吸収不良などを起こしていると予測できます。

声帯も舌と同じで、ひとつの小宇宙です。

患者さんの胃カメラを撮るときに、必ずのどの声帯周辺を観察してから食道、胃、十二指腸へと進めていくのですが、その人の健康状態が声帯周囲からわかることもあります。

疲れている人は声帯が赤みを帯び、血管が浮いているような感じで、腫れもあります。カラオケで歌いすぎたり、いつも怒鳴っている人は声帯に炎症が起きて、ときにポリープ、つまり炎症性のこぶができている場合もあります。子どもたちを相手にいつも声を張り上げている保育士さんや学校の先生も声帯を酷使しているので、ポリープができる傾向があるようです。

また、風邪をひいているときにも、声帯は赤く腫れます。

健康なときは声帯には潤いがあり、白い帯がはっきりと見えます。白い帯がピンと張り、いかにもハリのある声が出そうな雰囲気があります。

気道は粘膜層と筋層の2層でできています。その表面には小さな突起（線毛）が並んでいます。この線毛が気道を守っているのです。その線毛を覆うように粘液が広がり、ゲル層とゾル層の2重粘液になっています。

線毛は粘液の中でそろって動き、1秒間に12～20回ほどはじくように動きます。口からウイルスなどの異物が入ったとき、線毛がすかさずキャッチしてピッピッとはじき、声帯の入り口まで戻します。戻された異物は飲み込まれて食道から胃に達し、処理されるのです。

ところが、乾燥した環境にいると粘液の水分が少なくなり、ネバネバ度が増して異物が線毛で運ばれなくなります。

冬場になると、乾燥した空気が鼻粘膜や眼球を乾かします。目についてはまばたきをしないと目の表面を覆っている角膜が乾燥して傷つきやすくなり、ウイルスや細菌が入ると角膜炎になります。それと同じように、気道の粘液層が乾燥すると異物を防げなくなり、風邪やインフルエンザにかかりやすくなったりするのです。

また、長年タバコを吸っていると線毛が縮んでしまい、やはり異物を防ぐ力が弱ってしまいます。そこがガン化しやすくなる恐れもあるのです。

以前、痰がのどにつまって意識を失い、病院に運ばれてきた患者さんがいました。のどに管を入れてつまった痰を吸い出そうとしたり、気管支カメラを使って気管を洗ってみたりしましたが、一向にとれません。そこで、胸に軽い電気刺激を与えてみると、線毛が動いて見事に痰をとってくれたのです。その患者さんは意識が戻って助かりました。

電気刺激は運動とほぼ同じです。自分でできる予防策といえば、線毛を動かして刺激するための運動、腹式発声をすることです。声帯に負担をかけることなく線毛の動きを活発にするので、声帯の潤いを保てると考えられます。

Column

腹式発声はどこで使う？

腹式発声を使うのは、カラオケなどで歌うときだけだと思うかもしれませんが、日常生活でもどんどん使うべき発声法です。

たとえば、会議のプレゼンテーションや講演など、人前で話さなければならないとき。ボソボソ声では、後ろの席まで声が届きません。せっかくプレゼンの内容がよくても、聞こえなければ意味がないでしょう。たいてい会議や講演で眠くなるのは、ボソボソと話す人のときです。

部屋の隅から隅まで声が通るようにするには、やはりお腹から声を出す腹式発声が一番です。早口ではなく、舞台俳優さんがセリフを言うように、1語1語を丁寧に発音するのも声が届きやすくなるポイントです。

声に芯があれば快活なイメージになり、説得力も生まれるので、ビジネスマンは大事な場面では腹式発声で勝負をしてみてはいかがでしょうか。

営業や商談のときも、腹式発声のほうが相手にいい印象を与えられます。

現役を引退されたビジネスマンや主婦の方も、日常で使う場面はいくらでもあります。声で第一印象を変えて、「声美人」もしくは「声ハンサム」を目指しましょう。

友人とレストランや居酒屋に行ったときに、店内が騒がしければ自然と大声になるはずです。このときも腹式発声だと相手に話が伝わりやすくなります。「すみませーん」と店員さんを呼ぶときも、もちろんお腹から声を出すこと。

家族や友人と電話をするときも、腹式発声で話してみてください。

たまに電話でボソボソ話す人がいるでしょう。何回も聞きなおさなければならないので、話を聞いている側は疲れてしまいます。はっきりした通る声で、ひと言ひと言しっかり話すと、腹式発声のいい練習になりますし、相手にも話がきちんと伝わります。発声練習だけではなく、ふだんの生活でも積極的に取り入れると声も自然とハリが出てきますし、健康面でもさまざまな効果が期待できるでしょう。

第2章
声で体は
こんなに変わる

睡眠時無呼吸症候群という現代病

昔はいびきをかかなかったのに、中高年になりいわゆる〝メタボ体型〟になってから、いびきをかき始める人は少なくありません。

若いころと比べると疲れやすくなったから、と思うかもしれませんが、そうではありません。気道の形が変わったのです。

基本的に気管は丸い形ですが、メタボ体型になると、脂肪で気管は圧迫されてだ円形になります。

ＭＲＩという装置を使い、画像で脂肪を消す処理をしてみると、声帯のまわりの筋肉の中で白くなっている部分も消えてしまいます。これは、声帯周囲に脂肪がたくさんついている証拠。患者さんに「消えた部分が脂肪だよ」と説明すると、「こ

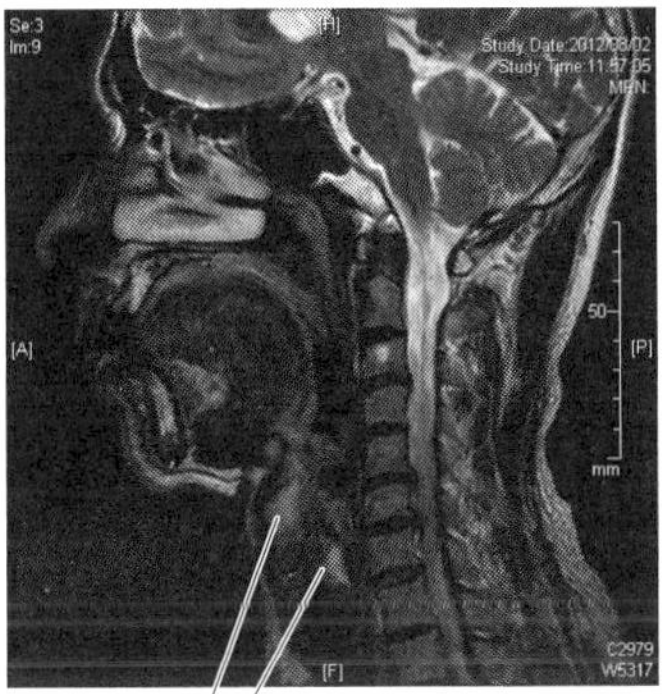

声帯周囲の脂肪筋（白い部分）

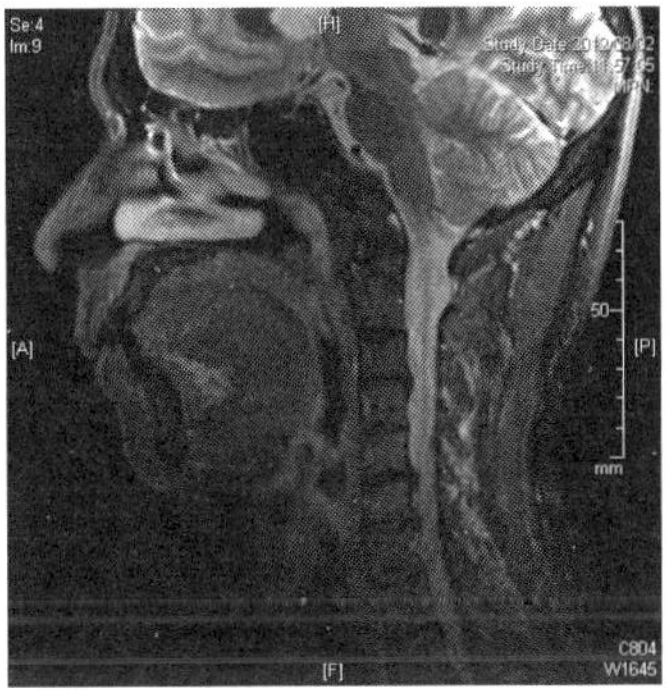

画像上で脂肪を消す処理をおこなうと、声帯周囲の脂肪筋の脂肪成分が消えた

んなに脂肪がついていたんですか？」と驚かれることもあります。脂肪というとお腹まわりだけを気にしがちですが、じつは、のどの奥の声帯もメタボになってしまうのです。

気管が脂肪で圧迫されたり、声帯周囲が狭くなったり、さらに舌が沈んで（舌根沈下）のどをふさいだりすると、いびきが出るようになります。いびきをかくだけならまだいいのですが、近年問題視されているのが、睡眠時無呼吸症候群（SAS）。

睡眠時無呼吸症候群は、眠っている間に呼吸がしばらく止まってしまう病気です。ＳＡＳ患者の75％以上の人が、メタボだといわれています。これはのどや声帯周囲の筋肉に脂肪がついたため、筋力が弱くなり、気道がふさがれるからだと考えられます。

だから、メタボを解消して、良質な睡眠を手に入れましょう……というのが、一般的な意見です。

ところが、私の研究で、やせている人でも睡眠時無呼吸症候群にかかっている人は多いのだとわかりました。

原因はのどや声帯周囲の筋肉が萎縮しているからです。睡眠時無呼吸症候群が体や健康に有害である理由は、夜間の低酸素血症です。これによって、不整脈や血管内皮細胞の障害が起こります。また、無呼吸によって酸素を取り込めなくなると、全身の細胞が疲労し、代謝が低下してしまうのです。翌日は無気力になって元気がなくなり、昼間に眠くてたまらなくなります。

舌根の筋肉や声帯の筋肉はつながっているので、舌根の筋肉が硬いと声も思うように出なくなります。

●健康カラオケ後の血圧と糖尿病数値

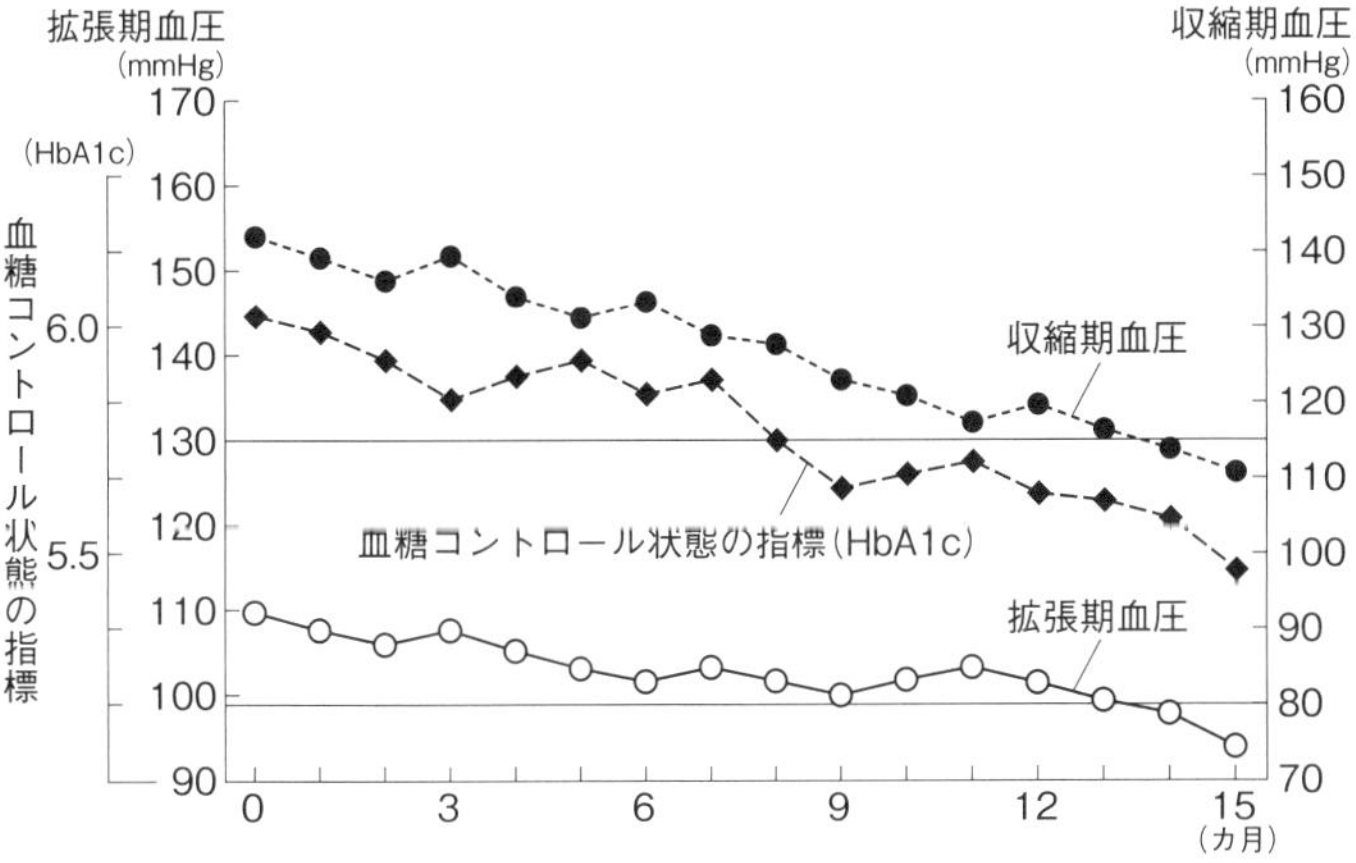

反対に、声帯を鍛えれば舌根の筋肉も連動して鍛えられるので、舌が落ちるのを防げると考えられます。

私のクリニックの健康カラオケ教室に参加している患者さんの中で、無呼吸症候群が治ったHさんという方がいます。

Hさんは60代の女性で、無呼吸症候群と高血圧で悩んでいました。高血圧には降圧剤を処方していたのですが、なかなか数値は下がりませんでした。そこで、健康カラオケ教室をすすめてみたところ、血圧は徐々に下がっていき、糖尿の数値も高かったのが正常になりました。歌う前後で血圧を測ってみると、歌ったあとに下がっていたので、短時間でも効果があるとも言えるかもしれません。

無呼吸症候群はＣＰＡＰ（シーパップ）という装置を使って、鼻に装着したマスクから空気を送り込んで、ある一定の圧力を気道にかける方法で治療をおこないました。それだけでは十分な効果は得られなかったのですが、歌っているうちに声帯や舌根の筋肉が鍛えられて、眠っている最中に舌が落ちなくなったのでしょう。いつの間にか治り、快適な睡眠を得られるようになったのです。睡眠時無呼吸のための低酸素状態から解放された今は、過去の体が疲れやすくて辛い、眠い、という状態がいっさいなくなりました。

今ではすっかりカラオケにハマってしまい、クリニックで週に2回、クリニックとは別の場所で週に4回、1日30分のレッスンを続けています。それに加えてカラオケを練習する機械も購入し、自宅でも練習しているそうです。もう9年間ぐらい健康カラオケ教室に通うベテランさんであり、今ではどこが悪いのかわからないほど元気になりました。

カラオケは好きではない人も、本書で紹介するトレーニングをしていれば、舌も声帯も鍛えられて、快適な毎日を過ごせるようになると思います。腹式発声は、良質な睡眠を手に入れられる方法のひとつでもあるのです。

腸を鍛えるから便秘が解消！

私は、腹式発声をとくに女性にすすめています。

なぜなら、多くの女性の悩み、便秘を解消する効果もあるからです。

なかには、運動したり、繊維質のものを食べたり、冷たい水を飲んだり、薬を飲んだり、ありとあらゆることを試みても、何日間も便通がない深刻な方もいるでしょう。

東洋医学では、便秘は実証《じっしょう》と虚証《きょしょう》の２つに分けて考えられています。

実証は、体の中に熱がたまったり、ストレスなどで気の流れが滞ったときに起こる便秘です。お腹がはって苦しくなり、便が硬くなります。

虚証は体力が落ちたり、体が冷えたり、便を押し出す力が弱いときに起きる便秘です。この症状は、長い間病気にかかっていたり、老化が進んだときにみられます。

女性は虚証タイプの便秘が多い傾向があります。それは、筋力が弱いからです。

横隔膜などの筋肉を使っていないと便を押し出す力が弱まり、便秘の要因になります。横隔膜は、肺の下、胃の上あたりに位置して胴体を横断している膜状の筋肉。呼吸に必要な力の7割は横隔膜が担っているといわれています。肺は自分の力ではふくらんだり縮んだりできません。横隔膜やまわりの筋肉が連動して肺を動かし、呼吸をしているのです。

腹式発声を続けると横隔膜やそのまわりの腹直筋、腹斜筋、腹横筋などが自然と鍛えられていきます。1日5分程度の腹式発声でお腹を内側から鍛えることができるのです。

とくに鍛えられるのは、ろっ骨から骨盤まで縦にのびている腹直筋です。この筋肉は上体の前屈や、骨盤を引き上げるときに使われる筋肉で、骨のない腹部の内臓を守る働きもしています。腹直筋が衰えると前かがみになり、骨盤の位置が下がります。すると内臓下垂（胃下垂）が起こり、内臓の不調を招くのです。腹直筋を鍛えるのは、内臓を守る意味でも大切です。トレーニング方法は5章でお教えします。

これらの筋肉が鍛えられると、腹圧をしっかりかけられることで、排便時に力めます。

さらに、腸の筋肉も鍛えられて腸にも力が入り、同時にぜん動運動を促します。ぜん動運動とは、腸に入ってきた食べものを、肛門から排便するように移動させる動きのこと。ぜん動運動は自律神経がコントロールしているので、腹式発声により排便が促されるという効果も期待できます。

もっと効果を上げるためには、腹式発声の際にしっかり息を吐くこと。そうすることでお腹がへこみ、腸がさらに刺激され、かなり頑固な便秘も解消されるでしょう。

一方、西洋医学では、便秘は主に機能性便秘と器質性便秘の2つに分けられます。機能性便秘は大腸の働きに異常があるときに起こるもので、器質性便秘は腸の病気や疾患が原因で起こります。さらに機能性便秘は、弛緩《しかん》性便秘、痙攣《けいれん》性便秘、直腸性便秘、食事性便秘の4種類に分類されます。

このうち、慢性的な便秘で多い症状は弛緩性便秘です。

弛緩性という言葉から、「ゆるんでいるのなら便が出やすいのではないの?」と思う人もいるかもしれません。弛緩性便秘はぜん動運動が鈍くなり、便が出づらくなる症状です。長時間腸内に便がたまったために便の水分が腸壁から吸収され、便が硬くなっています。

これは高齢の方やお産を経験した女性に多く現れる症状でしたが、最近は体力のない若い女性にも見られるようになりました。運動不足などによって腹筋が弱くなると、便を押し出す十分な力がないのです。腸はなまけていると平滑筋《へいかつきん》という筋肉がゆるんでしまい、ガスがたまります。

弛緩性便秘を解消するためには、腹式発声を日常生活に取り入れるのが効果的です。腹式発声が腸の刺激となって副交感神経よりも交感神経が腹部で高まれば、弛緩性が消えてきます。運動で体の筋肉を鍛えるのと同じで、腸も適度に運動しないと正常に機能しないのです。

便秘もたまにならいいのですが、続くとより深刻な病気を招いてしまいます。そのひとつ、「大腸憩室炎《だいちょうけいしつえん》」は大腸の壁の一部が飛び出す症状です。便秘が続くと腸のコラーゲンが弱くなり、腹圧が１箇所にかかるとそこがポコッと飛び出します。飛び出したところに便が入ると細菌がたまり、炎症が起きやすくなるのです。さらに炎症がひどくなると、憩室に穴があいて腹膜炎や結腸周囲炎を起こす恐れもあります。ただの便秘もほうっておくと、とんでもない大病になってしまうのです。

腸内に便が停滞している時間が長いと便の中の胆汁酸が腐り、変性し、発ガン性が増すのです。すると腸内の悪玉菌が増殖し、腐敗物質を出すために、黄土色の便が黒ずみます。単発的なら問題ありませんが、便秘が続くようなら食道や胃、十二指腸などでの出血も考えられるので、病院で診てもらってください。

ひどい便秘症の人は薬に頼って便通をよくしようとしますが、それは一時的な解決策にしかなりません。根本的な体質を変えるためにも、ふだんの生活習慣と密接な関係のある呼吸や発声法を見直すことをおすすめします。

お腹から声を出せばガンを抑えられる？

ところで、免疫力アップに欠かせないリンパ球の約6～7割は、大腸や小腸粘膜に集中しています。これを「腸管免疫」といいます。

腸管免疫には「パイエル板」という独自のリンパ節（リンパ濾胞《ろほう》）があります。ここに重要な免疫細胞が集中し、腸管に入った多くの物質を感知しながら免疫機能を保っているのです。

パイエル板にある免疫細胞は、ナチュラルキラー（ＮＫ）細胞やＴ細胞（免疫機序に関与するリンパ球の一種)、リンパ球から放出される特殊なタンパク質のサイトカインなどがあります。

とくにＮＫ細胞は、ガン細胞を攻撃し、発ガンを防ぐ働きを担う重要な細胞です。しかも、癌腫が大きくならないように働く作用もあります。

健康な人でも、また若い人でも、毎日約３０００～５０００個のガン細胞が発生するといわれています。ＮＫ細胞は血液中のリンパ球の２割を占め、つねに体内をパトロールし、少しでも異常な細胞を見つけると退治します。これが、ＮＫ細胞が「生まれつきの殺し屋」と呼ばれる理由です。

このＮＫ細胞が正常に機能していれば問題ありませんが、働きが弱まるとガン細胞を殺しきれなくなり、腫瘍ができてしまいます。

免疫細胞は、ふだんは細菌やウイルスといった外敵やガンといった内敵と戦っています。免疫細胞は何重にも防衛されているので、最前線で闘っていた細胞が敵に敗れても次の免疫細胞が闘って防ぎます。けれども、免疫機能が落ちていると次々に敗れていき、最後に敵が勝ってウイルスや細菌に冒されたり、免疫機能の低下がさらに進み、ガン細胞が増殖してしまうのです。

一般的に免疫力が下がるのは、抗ガン剤や抗アレルギー剤、抗リュウマチ剤、ステロイド剤などを使ったとき。ガンにかかったときに抗ガン剤を使って治療をすると、体全体の免疫力が低下すると言われています。せっかくもとのガンが死んでも、免疫力が落ちたせいで、ほかのガンになる可能性もあるのです。

そうなることを防ぐには、ふだんから免疫力を高めてガンやウィルスなどの侵入を防ぐのが一番です。

そのために腹式発声で腸の動きを活性化し、腸の中のリンパ濾胞「パイエル板」にある免疫細胞を刺激することが重要なのです。免疫細胞が元気である限り、体の中で敵と戦い続けてくれるでしょう。

冷えの解消にも効果てきめん

ＣＴスキャンで患者さんを診ていると、その人は冷え性なのかどうかが大体わかります。冷え性の人は腸に水分がたまっているケースが多いためです。

そして、そういう患者さんはたいてい胸式呼吸をしています。胸から上しか使わないために、腸の動きが悪くなっているといえます。

小腸には、１日あたり、口から摂取した水分１・５リットルと消化管の内分泌液が７〜８リットル流れ込みます。このうちほとんどは小腸で吸収され、残りは大腸で吸収されるか体外に排出されます。

東洋医学では、脾胃《ひい》（脾臓と胃、消化器系の内臓）が水分の代謝をつかさどると考えられています。脾胃の働きが悪いと、水分代謝が悪くなり、水湿《すいしつ》となります。水湿とは体内に水分がたまってむくみなどの症状が出ること。たまった水湿で気血（体内の生気と血液）の流れも悪化すると、四肢が冷えます。それで冷え性になるのです。

よく便秘の人は冷たい水をがぶがぶ飲んで腸に刺激を与えようとしますが、じつはこれは逆効果です。かえって体が冷え、腸の動きがますます悪くなってしまいます。夏場に冷たいビールやジュースを飲むのももってのほか。生野菜をたっぷり食べるのも、便秘には厳禁です。こういう食生活を続けていると、体の冷えを招いてしまいます。

腹式発声を習慣化すると、横隔膜を大きく使い、迷走神経も刺激するので、消化器系の働きが活発になります。腸のぜん動運動が促されると腸に過剰に水分がたまるのを防ぎ、冷え体質の改善につながるでしょう。

脳を活性化するビブラート

声を出すことと脳の関係は27ページでも説明しましたが、もうひとつ、腹式発声と脳に関するお話をしましょう。

脳は体の中でもっとも酸素を消費します。

今までの項目でも述べてきましたが、体内に酸素を大量に取り入れるには、腹式発声が最適です。

老化は、体細胞だけではなく脳の細胞でも起こります。体細胞は、老化にともない細胞の数が減少し、代謝が落ちます。脳細胞の場合も細胞の数自体が減少して、記憶力が低下していきます。

脳の神経細胞の数は、生まれたときが一番多く、約１０００億個の脳細胞神経をもって生まれるといわれています。加齢とともに脳細胞は減っていき、20歳を過ぎると1日に10万個の細胞が減少するという説もあります。年とともに記憶力が低下していくのは、脳の神経細胞が失われるからです。

この現象は脳の血行が悪くなればなるほど、ひどくなります。脳細胞は、血液によって運ばれる酸素や栄養を、体細胞の何倍も必要とします。そのためにも、腹式発声で酸素を多く取り入れ、血行を促進して脳の老化を防ぎましょう。

みなさんは、「原始脳」という言葉を聞いたことがあるでしょうか。

原始脳というのは、視床下部、視床、脳幹などから成り立っていて、呼吸や反射神経、自律神経、体温調節など、生命維持に必要な部分を担っています。この部分を活性化させると自律神経の調節がうまくできるようになり、免疫力などがアップします。

原始脳は脳の下の部分に位置しています。脳の構造は、まず上の外側に大脳があり、視床下部や視床のような間脳があって、さらに中脳があり、首に近いほうにある小脳はそれらのバランスをとっています。脳に関しては、何かを考える、記憶するなどといった機能をつかさどっている大脳を鍛えることに注目が集まっていますが、それ以前に、生命維持をつかさどる原始脳が機能していなければ、私たちは生きていくことができません。

だから、この原始脳を鍛えることこそ何より大事なのです。

私は長年健康カラオケ療法を推奨しており、『医者がすすめる「演歌療法」』（コスモトゥーワン刊）という本では、歌うことによるうなり節によって小腸のぜん動を促進し、また歌う技術であるビブラートで原始脳を刺激する効果を解説してきました。

横浜労災病院心療内科は、ほかの病院に先駆けて医療現場にカラオケを導入し、中高年の健康回復に成果をあげています。カラオケは、１曲歌うと１００メートル走るのに匹敵する運動量になるといわれているので、かなりハードな活動なのです。ジョギングする代わりにカラオケに通うのもいいかもしれません。

横浜労災病院では、とくに認知症の予防・改善で大きな成果をあげているそうです。

これは、腹式発声によって脳により効率よく酸素が行きわたり、原始脳にも刺激を与えたからではないでしょうか。

私のクリニックで開いている健康カラオケ教室でも、「ひどかった物忘れが歌うようになってから少なくなった」という意見を、患者さんからよく聞きます。これは、腹式呼吸のほかに歌詞の暗記をすすめている影響も含まれると思いますが、いずれにしても原始脳の働きが活発になれば、自律神経もうまく機能し、免疫力も高まるでしょう。

今回、私のクリニックの患者さん66名に協力してもらい、生活習慣についてアンケートをとったところ、「日ごろからとてもよく歌う：4名」、「よく歌う：11名」、「ふつう：9名」、「たまに歌う：21名」、「めったに歌わない：19名」という結果が出ました。頻度の差はあれ、実に3分の2の人が歌のある生活を送っていることがわかりました。

私自身、歌が好きだから言うわけではありませんが、本書で正しい腹式発声を身につけて、歌うときにもぜひ活用してください。そうすれば、歌いながら健康になれる体質づくりを実現できます。

ストレス解消に本領発揮！

イライラしているときや落ち込んでいるときに、ため息をつくことがあるでしょう。ため息も腹式呼吸と同じ仕組みで、息を長く吐くのでじつはリラックス効果があります。イラ立っているときは、腹式呼吸を思い出してください。腹式呼吸を数回してみると、次第に気分が落ち着いてくるはずです。これを習慣にするとストレスをためこまずにすみます。

男性は、ふだんから腹式と胸式の両方を使って呼吸しています。女性は妊娠・出産のために大きな骨盤をもつなど、骨格の構造が男性とは違うこともあり、胸式呼吸が主です。そのため、腹式呼吸を意識してもすぐにはなかなかできないかもしれません。

簡単なのは、あおむけに寝転がってみる方法です。

寝転がってお腹に手をあてて大きく息を吸って吐いてみると、お腹が動くのを感じられるでしょう。このときゆっくりと鼻から息を吸い、口からゆっくりと吐き出すこと。ただ、このとき胸が持ち上がっているのなら、腹式ではなく胸式になっています。

その場合はうつ伏せになってみてください。

胸の骨格が圧迫されて動かないので、お腹だけで呼吸できます。これを立っているときにできるようになると、理想的です。

ただし、うつ伏せで呼吸を続けるのは苦しいので、試しにやってみる程度にとどめてください。ふだんは、第４章で紹介するハミングを中心にした呼吸法でトレーニングしましょう。

アンチエイジングは〝お腹〟から

現在１００歳を超えた聖路加国際病院名誉院長の日野原重明先生は、丹田式呼吸法を実践しているようです。

今でも続けていらっしゃるのかはわかりませんが、90代後半まで、病院や駅ではエスカレーターを使わず、階段を急ぎ足でのぼっていたといいます。このとき、１段ごとに吐いて、吐いて、吐いて、吸うというリズムを繰り返してのぼっているとのこと。日野原先生はアンチエイジングに腹式呼吸はいいと考え、ご本人がそれを体現していらっしゃるのです。

腹式呼吸がアンチエイジングに効果があるのは、深い呼吸によって細胞に効率的に酸素を送ることができ、細胞を活性化させるためです。細胞が活性化することで、基礎代謝や免疫力もアップし、アンチエイジングにつながるのです。

人が生きていくのに必要な三大栄養素は、糖質（炭水化物）、脂質（脂肪）、タンパク質だといわれています。私はこれにプラスして、酸素と水、ミネラルとビタミンの七大要素が必要だと考えています。

呼吸するとき、酸素の一部が活性酸素に変わります。

活性酸素は細胞を傷つけ、ガンや動脈硬化、生活習慣病をもたらす原因となります。体を酸化させ、老化を招く元凶ともいわれ、シミやシワが増えたり、物忘れなどもひどくなります。激しいスポーツは活性酸素を増加させるということが近年わかってきました。

活性酸素が増えやすくなるのは、ふだんはじっとしていて何もしないでいた人がいきなり運動したり、速い呼吸を繰り返したとき。だから激しいスポーツは体に悪いのでしょう。呼吸が浅いと良質な酸素を体内に取り込めず、酸化した血液が体内を巡ってしまうのです。

なお、過激な運動は活性酸素を発生させますが、ウォーキングのような負荷をかけない運動は活性酸素をあまり発生させません。いわゆる有酸素運動と呼ばれるものです。日ごろ体を動かしていない人は体細胞の細胞膜に酸素を受け取る酸素レセプターが減少しているので、酸素を利用できにくい体質になってしまいます。ですから、毎日室内運動をおこなって筋力づくりをするのが望ましいのです。

そして、若々しい肌を保つのに必要なのはコラーゲンです。このコラーゲンには酸素が不可欠です。

皮膚はコラーゲンでつくられ、コラーゲンはさまざまなアミノ酸から成り立っています（アミノ酸３０００個で1分子）。真皮（皮膚の表皮の下の結合組織層）の約70％はコラーゲンででき、肌全体の弾力や水分量を保っています。ところが、活性酸素がコラーゲンにダメージを与えると壊れてしまいます。そうなると、肌にシワやたるみが生じるのです。美肌にビタミンＣがよいといわれるのは、ビタミンＣが抗酸化物質であるからです。

アミノ酸を生成するには大量の酸素が必要です。腹式発声で大量の酸素を取り込んでいると皮膚の細胞にまで酸素が行きわたり、細胞の代謝がアップし、アミノ酸に必要な成分が生成されます。腹式発声による深い呼吸は、活性酸素を抑えられるのです。

腹式発声を心がけていると、自然と肌にハリや潤いが生まれ、若々しさを実感できるようになるでしょう。高級なエステに通う必要もありませんし、高級な化粧品を買う必要もありません。肌は体の内側からきれいになるのです。腹式発声は手軽で、かつお金のかからないアンチエイジング法だといえるでしょう。

また、私のクリニックの「健康ひろば」に集まる人は年齢より若く見える人が多いようです。これは、次章でも取り上げますが、人との交流そのものがアンチエイジングに効果があることを示す好例といえそうです。

副交感神経のレベルが高すぎてもNG

東洋医学では、生命活動や知覚、運動、臓腑の機能などの総称を「神《しん》」といいます。精は神は先天の「精」と後天の「精」によってつくられると考えられています。精は生命活動エネルギーのもととなる燃料のようなものです。先天の精は親から与えられ、後天の精は食べものなどからつくられます。

認知症の患者さんの中には、目に光がなく、１日中ボーッとしていて、口が半開きになっている、いわゆる「恍惚の人」の状態の人がいます。

これは神が抜けた状態だと考えられます。先天の精と後大の精が少なくなり、神がつくられなくなっているのです。

西洋医学では、これは交感神経のレベルが低く、副交感神経のレベルが高い状態です。認知症の中には、交感神経に障害をもたらす場合もあり、そうなると体温調節ができずに汗が出づらくなったり、血圧が低下し、貧血を起こしやすくなったりします。

自律神経は交感神経と副交感神経はバランスがとれている状態が理想的です。副交感神経のレベルが高い状態が続くと、リラックスしすぎて体の力が抜けている状態になります。体の力が抜けると声帯の力も入らなくなり、前項でお話ししたように、副交感神経はさらに活発になるのです。

患者さんたちのＣＴスキャンを撮ったところ、交感神経が低くて副交感神経が高い患者さんは、食道に空気がたくさん入っている傾向がありました。そうすると胃袋も弱っていて、胃炎や胃潰瘍などを起こしやすくなり、さらに腸にも水がたまり、腸閉塞や便秘、下痢になりやすくなるのです。

副交感神経を静めるには、やはりふだんから腹式発声をして声帯を鍛えておくこと。そうすれば過剰に副交感神経が働くこともなく、声帯も締まり、口元もきゅっとしまるはずです。

「声美人」を目指そう

不思議なもので、一度も会ったことがない人と電話で話していると、大体の年齢はわかるものです。若い人は若い声をしていますし、高齢の方はやはりお年寄り独特の声をしています。ところが中には、声を聞いているときは年配の方かと思っていたら、実際に会ってみるとかなり若くて驚くこともあります。

声も第一印象のひとつ。老け声や覇気のない声だとあまりいい印象をもってもらえないでしょう。やはり、明るくてはつらつとした声のほうが好印象になります。

健康的で若々しい「声美人」になるには、腹式発声のトレーニングをするのが一番の近道です。胸式発声では、年とともに声がか細くなっていく恐れがあるのです。

体と同じように声も老化します。声帯は20歳ごろに成長が完了し、20代半ばから老化が始まるといわれています。声帯は衰えるのが早いのです。お年寄りの声がしわがれているのは、声帯がやせ衰えたからです。

ただし、高齢になっても体を鍛えている人は元気ではつらつとしているように、声も鍛えればある程度老化を防げます。私の患者さんの中にも、高齢でも声にハリがあり、ハキハキと話せる人はいます。そういう人は日ごろ家族や友人と積極的に話しているか、歌うのが好きでカラオケが趣味だという人が多いようです。

俳優の大滝秀治さんは87歳で亡くなる前年まで舞台に立ち続けました。独特のしわがれ声で、いかにも「おじいさん」という感じですが、舞台では最後部の客席にまで通る声を出していました。

同じく、最近92歳で亡くなられた女優の森光子さんも高齢でありながら、舞台に立ち続けました。近年はさすがに声が出ていなかったようですが、それでも亡くなる2、3年前まではしっかりした声でセリフを言っていたようです。

お2人とも舞台では最高齢でありながらも、共演している若手の俳優さんより、よほどしっかりと客席に届く声を出していました。それは長年の芸歴のたまもので腹式呼吸での発声方法が身についていたからでしょう。

ハリのある声とは、通りのよい声ともいえます。通りのよい声とは、声の高低は関係しません。オペラ歌手のバスの人の声が響きわたるように、低くてもハリのある声はあります。反対に、かん高くて聞こえづらい声はハリがあるとはいえず、のどに負担をかけているので、健康面も心配です。

年齢にかかわらずしっかりした声を出せるのは、声帯が鍛えられているからです。

プロの声優さんでも高齢の方は多く、『笑ゥせぇるすまん』の喪黒福造を演じた大平透さんは83歳、『鉄腕アトム』を演じた清水マリさんは76歳。今も現役で声優を続けていらっしゃいます。

テレビ番組でお2人の若かりしころの声と現在の声を比べてみたところ、声の変化がほとんどないという結果が出ていました。清水さんに至っては、48年前より声が強くなっているとのこと。驚くべき声の鍛え方です。

前述しましたが、声帯は呼吸をするときには開いていますが、声を出すときには閉じます。声の老化が進むと声帯がきちんと閉じなくなり、そこから息がもれます。お年寄りの声が聞き取りづらいのは、息がもれて力のない、ささやくような声になってしまうからです。

声帯の筋肉を覆っている粘膜が硬くなると、声帯周辺の筋肉も衰えます。呼吸をする筋肉が衰えたら肺活量も落ち、吐く息が弱々しくなります。声も長く出ないので、しわがれたボソボソとした声になるのです。

影響が出るのは声だけではありません。

声帯をしっかりと締める力が衰えると、飲み込んだ食べものが気管から肺に入ってしまい、誤嚥性《ごえんせい》肺炎になる恐れもあります。誤嚥は高齢者が肺炎にかかるときの主な要因です。声の老化が進むと、一歩間違えば生死にかかわる問題になりかねないのです。

プロの声優さんや俳優さんはつねにハリのある声を意識しているので、声帯が鍛えられているのでしょう。やはり日ごろから意識して声を出すのは重要なのです。

第3章
ボソボソ声は
不健康まっしぐら

声を出さない人が増えている

現代の日本では、1日に1度も声を出さない人が増えています。ひとり暮らしの高齢者やひきこもりの若者、ひとり暮らしの独身者などは、誰とも話をしないで過ごす日もあるでしょう。

内閣府の「高齢者の地域におけるライフスタイルに関する調査（2009年）」によると、ひとり暮らしの高齢者の男性は、2〜3日に1回以下しか会話をしない人が41・2％もいることがわかりました。女性の場合は32・5％と、男性より割合は少ないですが、それでも想像以上にしゃべらない人がいるのだという印象です。とくに男性の場合、1週間に1回以下とほとんど会話をしない人が11・8％もいました。私は男でもよく話すほうなので、よく何も話さないでいられるなあ、と驚いてしまいます。

第1章でもご紹介した患者さん66名のアンケートでは、「ふだんとてもよくしゃべる」と答えた女性は４人に対し、男性はゼロ。「よくしゃべる」と答えた女性は６人、男性は３人。「しゃべるのは苦手」と答えたのは男性だけ、という結果が出ました。この結果からも、男性はしゃべらない傾向があることがわかります。

男性と女性は脳が違う、とよくいわれています。

男性は右脳をよく使い、女性は左脳をよく使う。右脳＝空間を認識する、左脳＝言語をつかさどることから、女性は感じたことを瞬時に言葉にして話す能力に長けているのかもしれません。

また、大脳は左右の脳に分かれています。それをつなぐ脳梁《のうりょう》が女性は比較的太いという特徴があります。そのため、女性は会話をするときに脳全体を使い、相手に共感したり、過去にまで遡ったりと自在に話せるのに対し、男性は言語中枢がある左脳をメインに使っているので、女性のようにパッパッと話すのは苦手ともいえるようです。考えてから話すので時間がかかり、無口な傾向があるのです。

ベラベラ話し続けるおしゃべりになる必要はありませんが、日常会話の減少は、寿命を縮めてしまう恐れもあるのです。

高齢になってから妻に先立たれた夫の平均寿命は、妻が亡くなってから5年、そのうち7割が3年以内にあとを追うといわれています。一方、夫に先立たれた妻の平均寿命は、なんと20年。男性にとっては衝撃的なデータです。

奥さんが先に亡くなると食事がおろそかになり、まず栄養面のバランスが悪くなります。これも寿命を縮める原因ではありますが、さらに原因として考えられるのは、会話がなくなるということ。栄養不足に加え、1日中ひとりで家にこもっているので、全身の活動レベルが低下し、寿命を縮めてしまうのだと考えられます。

また、ふだん声を出さない人は、人前で話すときに緊張により自律神経が乱れて血圧が上がり下がりします。自律神経が乱れると免疫力も落ちますし、血圧の変動は動脈硬化を進め、心筋梗塞や脳梗塞の原因となります。

さらに、まったく話さない人は、認知症になる恐れが高まります。

しゃべらないと脳がどんどん衰える

ＮＨＫのクローズアップ現代で、双子の長寿姉妹として有名なきんさん・ぎんさんの妹、故蟹江ぎんさんの４人の娘さんが紹介されていました。長女の年子さんが98歳、三女千多代さん94歳、四女百合子さん91歳、五女の美根代さんが89歳と、こちらもまた見事な長寿姉妹です。長女と三女が一緒に暮らし、四女がひとり暮らし、五女は息子の家族と暮らしています。

４人は毎日のように集まり、ちゃぶ台を囲んで、多いときは4時間も雑談しているそうです。会話の様子を見ていると、ポンポン会話が飛び交い、それぞれ受け答えもしっかりしています。20年前に動物園で迷子になった話も、まるで数カ月前の出来事かのように話していました。

番組では、認知症の専門家が会話中の姉妹の脳の血流を測定しました。

三女の千多代さんと初対面の女性が季節の話をテーマに会話したところ、血流にほとんど変化はありませんでした。姉妹で会話するときと同じように、相手の話に間髪入れずに返すなど、達者な話し方は変わらないのですが、脳はあまり刺激を受けなかったようです。

次に、百合子さんと一緒に同じテーマで会話をすると、千多代さんの血流は2・5倍も増加しました。最後に4姉妹全員で会話すると、さらに血流が増えて脳全体を活発に使っているのがわかりました。

このことから、いかに家族や友人との会話が大切なのかがわかります。気心が知れた相手だと、気持ちがわかり合えるのでリラックスできるのではないでしょうか。

長女の年子さんは夫を亡くしてからしばらくひとりで暮らしていて、10年ほど前に認知症の症状が出ていたそうです。ところが、三女と暮らすようになってから回復し、包丁が怖くて持てなかったのが、料理もできるようになったといいます。やはり、同じ屋根の下で雑談を交わすのが大事なシチュエーションなのでしょう。

お年寄りに限らず、若者も、メールなどの声を出さないコミュニケーションが増えたため、直接会ったり、話をすることが減っているのではないでしょうか。日本人は1日に7時間もネットに接続しているというデータもあります。友だちと一緒にいるのに携帯やスマホをいじっている若者たちの姿をよく見かけますし、話さない人は年齢に関係なく増えているように感じます。

仕事でも、1日中パソコンにかじりついて、まともに話さない人もいるでしょう。

会話をすると、脳の言語野の血流がよくなります。会話をしないと脳はどんどん衰えていくので、人とうまく会話ができなくなったり、とっさに言葉が出てこなかったりします。声を出して会話をすることは、脳の活性化のためにも必要なのです。

声を出さないままでいると体に何が起きるのか

私は時間があると趣味の油絵を描いたり、書道をしたりと、プライベートでも忙しく過ごしています。歌うのも好きなので、クリニックで開いている健康カラオケ教室でもよく歌っています。それだけではありません。年に2回健康まつりを開いて、患者さんたちとともに歌や踊りを披露しています。

私が率先して患者さんたちと行動をともにしているのは、つねに多くの人と接していると脳に刺激を受けて元気でいられるからです。ひとりで歌っていてもストレス解消はなかなかできません。みんなで歌うほうが楽しくてストレスは吹き飛び、頭もよく働くのです。

ひとりカラオケと大勢でカラオケをするときの脳波の違いを調べたところ、後者のほうが脳にいいことがわかりました。

脳波は大脳の働きにともなって発生する微弱な電波です。精神状態ときわめて密接な関係があり、主にβ《ベータ》波、α《アルファ》波、Θ《シータ》波、δ《デルタ》波の大きく4種類に分かれます。

・β波　日常生活の意識の状態です。脳が緊張を感じているときや集中しているときもこの脳波になります。

・α波　リラックスした状態のときに見られる脳波。さらにリラックスの程度により、α1、α2、α3の3つに分かれます。リラックスして眠くなっているようなときに出ている脳波はα3、ややリラックスしてはいるけれども意識が集中しているときに見られる脳波がα1、α2は1と3の中間の状態です。

・Θ波　さらにリラックスして、寝入りばなやうつらうつらしているときに出る脳波です。

・δ波　ぐっすり眠っているときにあらわれる脳波です。

左ページのグラフをご覧ください。ひとりカラオケをしているときの脳波を見ると、α2が多く見られました。β波も歌う前より歌ったあとのほうが下がっているので、リラックスしている状態であることがわかります。この状態も悪くはないのですが、θ波の増加が目立ち、リラックスしすぎてむしろ退屈しているといえ、脳があまり働いていないことがわかりました。

対して、大勢でカラオケをしているときはβ波が中心に多く出ていてカラオケ後にα1、α2、α3が増加している状態が見られました。大勢でカラオケをしているときは、β波が中心になって、適度にハイテンションかつ適度にリラックスしており、つまり、楽しんでいるとともに開放的でストレスを解消しているといえます。

β波が中心に出ているときは、人は興奮してアドレナリンというホルモンが出ています。アドレナリンが出ると、心拍数や血圧が上がり、血糖値も上昇します。アドレナリンが多すぎると体に負担をかけますが、適度なアドレナリンは脳の回転を速めます。

つまり、仲間でよくカラオケに行く人は、脳の活性化にいいことをしているとい

●カラオケ前後の脳波

ひとりカラオケの脳波

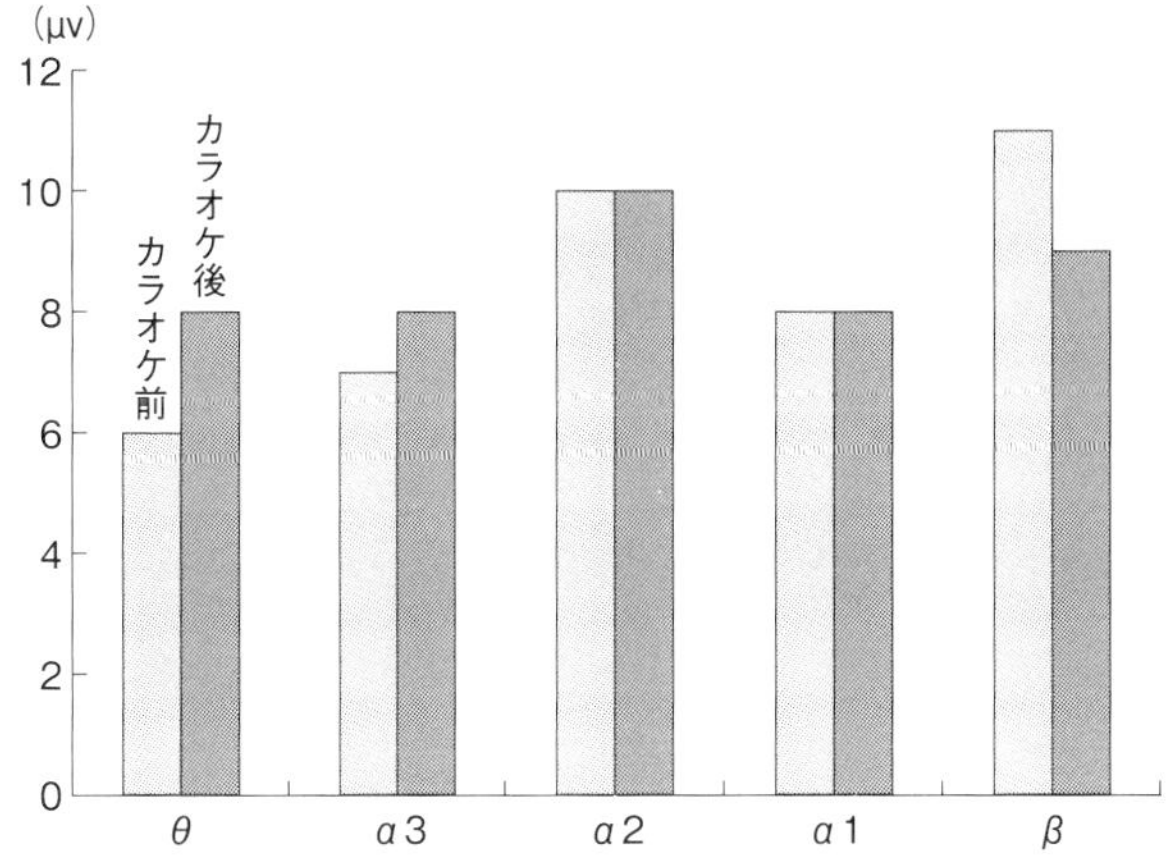

複数人カラオケの脳波

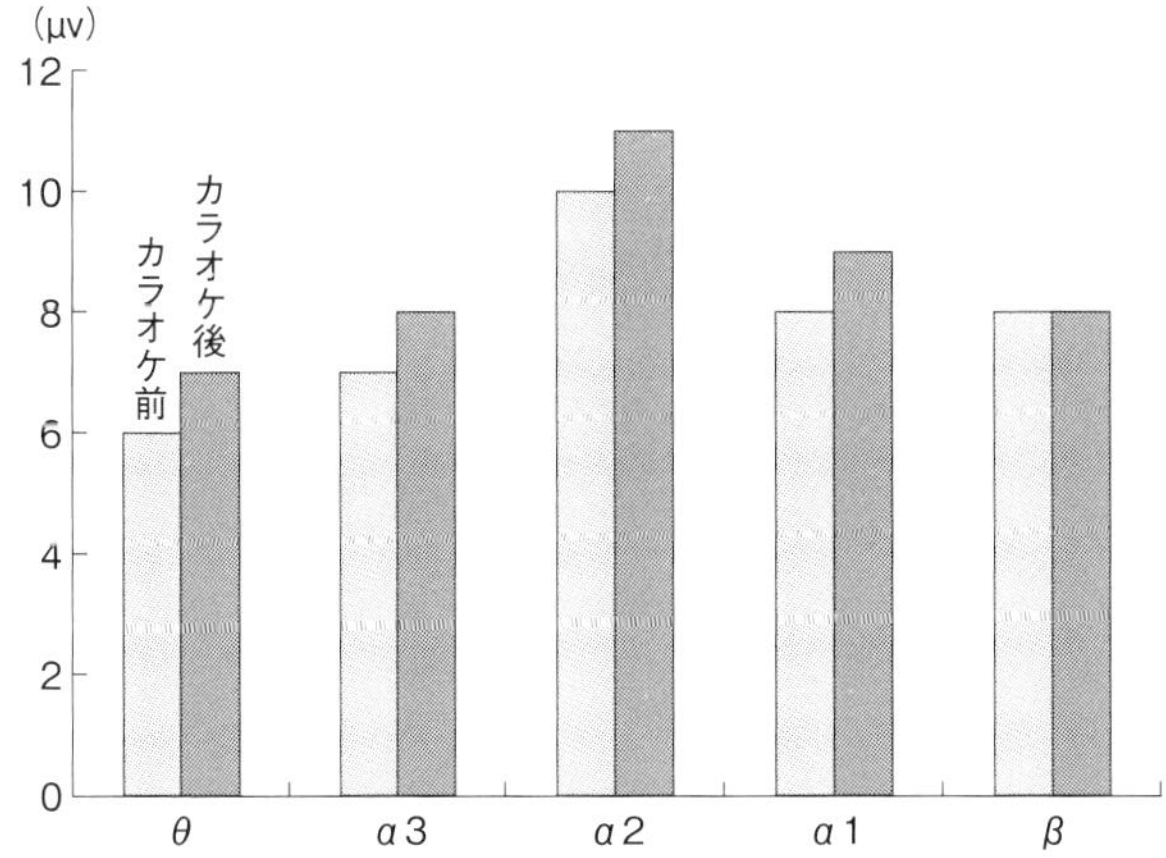

えるでしょう。

脳にいいのはカラオケだけではなく、話す場合も同じです。前項のぎんさんの娘さんたちのように、親しい人と会話しているときも、脳の働きは活発になります。

無口で頑固な人は、認知症になりやすいというデータもあります。

東京都老人総合研究所が１９９０年に、認知症患者と同世代の健常者を対象にして、40～50歳のころの性格をたずねた研究があります。それによると、認知症患者は健常者に比べて、中年期に内閉型、感情型、無力型、粘着型の傾向が強かったということがわかりました。内閉型とは無口で社交的ではないタイプ、感情型はわがままでかんしゃくもち、無力型はくよくよして消極的、粘着型は頑固で気難しいタイプのことです。

対して健常な高齢者は、中年期から明るく開放的で、積極的な人が多いということもわかりました。

やはり、ふだんから人と交流している人は認知症になりづらいのでしょう。高齢者になってから寂しくなって人と交流する場を見つけるより、若いころから積極的に人と会話をする場をつくっておくのが一番だと思います。とくに男性は定年退職した途端に話す相手が激減するので、早い段階で、仕事以外で人と交流できる場を見つけておくべきです。

８年前に、アルツハイマーと診断された70代の患者さんがいます。足腰も悪くなっていたので、その患者さんに私のクリニックで入院してもらいました。リハビリのために背中や両手両足の筋肉に電気で刺激を与えたところ、２週目に活発性が増加するようになり、退院時には自主的に会話できるまでに回復しました。

電気で刺激を与えると、サイクリックＡＭＰが生成されます。

サイクリックＡＭＰは、細胞での活性化を高める物質です。サイクリックＡＭＰが増えると細胞の新陳代謝が高まり、有害物質の排せつが促され、生命維持に必要な体内物質の産出が活発になることが確認されています。また、第１章でお話しした自律神経、免疫力、ホルモンバランスという３つのバランスをよくする働きも期待できるのです。

最近の研究で、運動によりサイクリックＡＭＰが増えることがわかりました。

私たちの体は60兆個もの細胞でできています。その細胞はひとつひとつ細胞膜という膜で守られています。細胞膜は油が成分の、すき通った膜です。

細胞膜の中には核とミトコンドリアがあります。その細胞膜の中をサイクリックAMPが浄化しているのです。運動により、サイクリックAMPが増加すると、体内に蓄積された栄養分がエネルギーとして消費されやすくなります。

この運動と同じ刺激を与えるのが電気です。電気で刺激するとサイクリックAMPが増えます。それによって脳の状態もある程度改善し、歩けるようになったのでしょう。

ただ、電気刺激だけではサイクリックAMPはすぐに消えてしまいます。だから会話などを通して脳に刺激を与え続けなければなりません。

前述の患者さんに話しかけても最初は無反応でした。それでもときには冗談を交えて根気よく話しかけ続けると、「うん、はい」と返事をするようになったのです。

半年後には笑顔が出るようになり、今では診察に来たときに最近の出来事を話してくれるようになりました。やはり、会話は治療薬のひとつでもあるのです。

無言生活はストレスがたまる

私は、開業時は待ち（町）医者でしたが、今は「待たせ医者」になりました。外来診療のときは、何時間も根気よく待ってくださる患者さんが大勢いらっしゃいます。具合の悪い患者さんをお待たせするのは本当に申し訳ない思いでいっぱいですが、それでも私には「３分診療」はできません。患者さんとできるだけ会話をして、さらに患者さんを笑わせて少しでも元気になって帰っていただきたいと、ジョークもポンポン飛ばしています。

先日、「４時間も待って先生にやっと会えてうれしい」とおっしゃっていた患者さんに、「待っている間、何を楽しみにしていましたか？」とたずねると、「先生の診察とダジャレの言い合いを楽しみにしていました」という答えが返ってきました。

もしかして私のもとに多くの患者さんが集まるのは、楽しい会話をしたいからなのかもしれません。治ってからも、私と話をするためにわざわざ来院する患者さんもいらっしゃいます。ほかに、「待合室に飾ってある先生の新しい絵画や書道、掲示板の健康情報を楽しみに来ています」とおっしゃる方も多くいらっしゃいます。

前出のアンケートで、誰とも会話をしない日があるかをたずねたところ、週に3日以上ある人は66人中8名、週に1日はある人が2名いました。その中には高齢で、連れ合いを亡くしてひとりで暮らしている方もいるのでしょう……。

そういう患者さんには健康カラオケに関する効果を説明して、趣味をつくるように指導しています。食事や運動などの指導も大切ですが、人と触れ合う場に出かけることが何よりの元気のもとだと私は考えています。

ただし、高齢者でも毎日のように会話をしている方は予想以上に大勢いました。私のクリニックにある「健康ひろば」や「健康村」は、彼らの社交場にもなっているのです。すべての患者さんに、会話しない日はゼロと答えてもらうのが、私の目標です。

内閣府自殺対策推進本部が２００８年に実施したアンケートによると、日常生活での悩みやストレスを解消するためにおこなうことは、「人と話をする」が49・３％、「テレビや映画を見たり、ラジオを聴いたりする」が37・４％、「買いもの」が36・９％、「寝る」が35・６％、「食べる」が33・４％でした。とくに女性は人と話をする、買いもの、食べるの３つを多く選んでいます。たしかに、平日の昼間にレストランに行くと、店内は女性グループが多く、おしゃべりの声でとてもにぎやかです。男性はお酒を飲む、タバコを吸う、ギャンブルをするといったストレス解消法が多いので、女性のほうが健康的にストレスを解消する方法を知っているのかもしれません。

強いストレスはメタボリック症候群と深くかかわっています。

なぜなら、ストレスがかかると暴飲暴食や深酒をしたり、タバコの量が増えたり、睡眠不足になったりと、生活習慣病を招くような行動をとるからです。それは中高年に限らず、30代や40代の人も同じです。

人はストレスにさらされると、神経伝達物質のアドレナリンとノルアドレナリンの分泌が増加します。ノルアドレナリンは怒りのホルモンと呼ばれ、ストレスを受けたときに交感神経を刺激し、心拍数や血圧を上げます。長期間ストレスにさらされると、ノルアドレナリンが減少し、やがては無痛覚の状態になり、ストレスを回避しようとしなくなります。一方で、ノルアドレナリンを受ける受容体を活発にさせようとするため、ささいなストレスにも過剰に反応するようになります。いつもイライラして怒りっぽい人は、ノルアドレナリンが多いのかもしれません。

アドレナリンは恐怖を感じると多く分泌されます。「闘争」もしくは「逃走」ホルモンとも呼ばれ、ストレスにさらされるとノルアドレナリンと同じく心拍数や血糖値、血圧を上げてエネルギーを生み出します。

筋肉は脳からの指令を受けて力を発揮しますが、通常は100％の力を発揮できないように脳でリミッター（制御装置）がかけられています。これは、筋肉や骨を守るための機能で、いつも最大限の力を出していると筋肉や骨が傷ついて、最後には壊れてしまうからです。

ところが緊急事態になるとアドレナリンが盛んに出て、リミッターが解除されます。すると、火事のときにタンスを抱えて飛び出すような、「火事場の馬鹿力」が生まれるのだと考えられています。

けれども、長期間にわたりストレスを受けるとアドレナリンが作用し続けるため、高血圧症になり、心臓の衰弱につながります。

また、体がストレスを受けると、ストレスに対する抵抗力が強まり、その状態が維持されます。この時期を「抵抗期」といいます。抵抗期がおさまったときに病気になるといわれているので、発端のストレスをいかに弱めるかが大事です。

そのためには、ストレスを持続させず、かつ弱いうちに抑えておくのがコツです。若い人でも、言いたいことをポンポンいう人と、我慢してため込む人とでは、後者のほうがストレスはたまり、うつ傾向が強くなります。やはり、日ごろおしゃべりな人のほうがストレスを抱え込まないのです。

本書で紹介する呼吸法もストレス解消になりますし、声を出すだけでもストレスは軽減されます。重大な病を招く前に、ストレスをうまく発散できる方法を身につけるのが、現代の健康法だといえるでしょう。

無口もしゃべりすぎも危ない理由

喉頭ガンは大阪が日本一多いという説があります。大声でよくしゃべり、お酒をよく飲むし、タバコをスパスパ吸うのがその原因だといわれています。

おしゃべりが健康によいとはいえ、大声で話して声帯を酷使すると病気を招く可能性はあります。しゃべりすぎる人は、口の中の水分が足りなくなって乾燥し、唾が減ってしまいます。そうすると口の中がネバネバしてきて、唾がにおってくるのです。1章でも述べたように、口の中が乾燥するとウィルスなどを防げなくなりますし、口の中に小さな傷口があれば細菌が入り込んでしまいます。

ところが、声帯をほとんど使わないと衰えてしまいます。

人が話し出すとき、「えへん」と咳払いをすることがあるでしょう。それは声帯が乾燥しているため声を出すときに違和感が生じ、咳払いをすることで粘液が出るのを無意識に促そうとしているのです。しかし、そこでいばったおじいちゃんのように咳払いをすると、声帯周囲が傷つきやすくなります。

無口な人も、口がネバネバして乾燥しやすい傾向があります。通常は会話をするときに唾液が分泌されますが、会話が少ないと唾液が出ずに口の中が乾燥するので、唾に病原菌が発生しやすくなるのです。ふだん、口の中にはバクテリアなどの常在菌がいて、食べ物を腐敗させて分解しています。乾燥によって唾液の分泌が減ると、毒素が増えて口臭のもととなる硫黄成分がつくられ、においを発します。

そして、唾が少なくなると殺菌や消毒する働きが弱くなるので、細菌が繁殖して虫歯や歯槽膿漏《しそうのうろう》になりやすくもなります。口の中は適度に湿潤を保たれているのが理想的なのです。

長時間話さなかったり、緊張していると、口の中が苦くなった経験はみなさんもあるのではないでしょうか。これも長時間口を閉じていたので口の中が乾燥し、唾に病原菌が増えてしまったからです。

また、ふだん話さない人は、下あごにある咀嚼《そしゃく》に関する筋肉や舌の筋肉を使いません。そういう人は、無呼吸症候群を引き起こす恐れがあるほか、大きなあくびをしたときや、歯医者で治療のために大きく口を開けたときに関節がずれたり、痛みが走ることもあります。

しゃべりすぎは禁物ですが、しゃべらなさすぎも、あちこちに支障を来すのです。そうはいっても、仕事中におしゃべりをするわけにはいかないでしょう。そういう場合は、15分に1回ぐらいのペースで水分摂取を心がければ乾燥は防げます。

健康リスクを高める口呼吸

よくのどが渇く。口が渇く。

朝起きると、口のにおいが気になる。

無意識のうちに口が開いているよと他人から指摘されたことがある。

これらが思いあたる人は、日常的に口呼吸をしてしまっているかもしれません。

口呼吸とは、文字どおり口で息を吸い、吐く呼吸のこと。

人間は本来、鼻呼吸をするように体の仕組みがつくられています。鼻の粘膜や鼻毛が空気中の細菌やウイルスを防御することで、感染症から体を守っているのです。

しかし、口呼吸では、防御機能が働かずにウイルスなどが直接体内に侵入します。

また、乾いた空気が直接のどにあたるのでのどの粘膜の乾燥を引き起こし、免疫力が落ちて風邪をひきやすくなります。もちろん、声帯だって乾燥してしまいます。

口の中が乾燥すると、のどや声帯の粘膜の免疫機能が低下します。

唾液を分泌する唾液腺は自律神経にコントロールされています。ストレスなどを感じて交感神経が優位になると唾液の分泌量が減り、のどが渇きます。

そうなると雑菌が繁殖するので、それを退治するために好中球、好酸球、好塩基球といった白血球が増え、のどの扁桃リンパ組織（いわゆる扁桃腺のこと）に集まってきます。そこで雑菌を退治してくれるのはいいのですが、役目を果たしたら、それらの白血球は大量の活性酸素を生み出して死んでいくのです。活性酸素は体をサビさせる物質。これが増えすぎるとさまざまな疾患を招いてしまいます。

口の中を乾燥させないためにも、口呼吸ではなく、鼻呼吸を意識してください。

日本人は口呼吸が多いといわれています。

これは、日本人の赤ちゃんはお母さんのおっぱいを飲んでいるときは鼻呼吸をしているけれども、生後半年ほどで離乳食に切り替えていくので鼻呼吸の習慣がなくなるから、という説があります。欧米では４歳ぐらいまでおしゃぶりをしているので、鼻呼吸が定着するようです。日本では、赤ちゃんがいつまでもおしゃぶりをしていると「歯並びが悪くなる」「言葉の発達が遅くなる」などの理由でやめさせることが多いようなので、何が正しいのか、今後研究が必要な分野なのかもしれません。

ところで、１時間ほど昼寝をしたあとに口がにおう人は、口が開いた状態の口呼吸で寝たために乾燥してしまい、唾の中で病原菌が増殖したのだと考えられます。夜、長時間就寝した場合は誰でもいくらか口がにおいますが、30分や1時間という短時間の睡眠でも口臭がする場合は、口呼吸の疑いが濃厚。乾燥して唾が分泌しづらくなっているのです。

もし就寝時の口呼吸が常態化してしまっている場合には、サージカルテープ（紙のばんそうこう）を口に貼って寝てみると、鼻呼吸をうながし、乾燥も防げるでしょう。

声帯が開きっぱなしだと力が出ない

採血の際、気分が悪くなって倒れてしまう人がいます。これは血をとったことで貧血になったわけではありません。これは迷走神経と関係があります。

体の機能は通常、交感神経と副交感神経がうまくバランスをとりあって維持されていますが、何らかの原因で迷走神経が過剰に刺激されて副交感神経が極端に活発になると、いってみれば体はリラックスしすぎた状態になります。すると、どうなるか。末梢血管が拡張して血圧が下がり、脈拍は低下します。その結果、脳に送られる血液の量が減り、顔面そう白、冷や汗、失神などを引き起こします。

この状態は、恐怖などの精神的ショックや、痛みなどのほか、眼球の圧迫、頸動脈の圧迫、嘔吐、排便時のいきみや冷水に顔をつけるといったことでも起こることがあります。注射で気分が悪くなったり、怖い場面に遭遇して血の気が引くのは、迷走神経反射という現象のためです。

ある健康情報番組で取り上げられていた興味深い事例をご紹介しましょう。

70代のある女性は子どもが独立したあと、夫婦で悠々自適に暮らしていましたが、夫が死去したことで、次第に自宅でひとりぼんやりと過ごすことが多くなったそうです。見かねた娘の提案で娘家族と一緒に暮らすことになりましたが、あるときから、朝起きがけに声がかすれているような気がし、それまで簡単に持てていた花瓶が持ち上がらなくなります。

「声がかすれる・声が出にくい・力が入らない」などの症状が出たこの女性。原因はなんと、声帯萎縮だったのです。

声帯萎縮とは、老化現象のひとつで声帯筋がやせ衰えたことで起こります。左右2枚の声帯がしっかりと閉じなくなり、隙間から空気がもれだすことで、声のかすれなどを引き起こします。

声帯萎縮は誰にでも起こりうる老化現象です。しかし、この女性の場合、状態はかなり悪化していました。その原因が、会話不足にあるというのです。

声帯はあまり使わないと、萎縮の進行が早まると考えられています。この女性はご主人を亡くしてから会話をする機会が激減し、1日中ほとんどしゃべらない生活を7年近く続けていたそうです。

では、力が入らないのは何が原因なのでしょうか。ここまで読んでいただいた方なら、もうおわかりかもしれません。声帯筋をつかさどる反回神経は副交感神経性の迷走神経の枝でしたね。そう、声帯が開きっぱなしになっていることで、この女性の体では副交感神経が優位な、過剰にリラックスした状態がつねにつくり出されてしまっていたのです。そのため、力を入れたくても入らないという異変が起こってしまったのでした。

番組では、一定の声を出しながらバーベルを持ち上げる実験もおこなっていました。「声を出しながら」というのは、声帯が開き、声帯から空気がもれている状態です。実験の結果、声を出さないときと声を出しながらでは、持ち上げられる重さに差が生じ、声を出しながらでは力を出すことができないことがわかりました。

声帯萎縮で声帯に隙間が生じたままだと、高齢者の死亡原因４位の肺炎を引き起こす誤嚥《ごえん》の危険性も高まります。ある程度の老化は仕方がないことだとしても、声帯は使えば鍛えることができます。この女性の例は、声を出すことの大切さを実感できる話といえるでしょう。

慢性疾患と声の関係

私のクリニックには、さまざまな慢性疾患を抱えた患者さんが訪れます。そういう方々に共通しているのは、やはり声にも何らかの症状が出ているという点です。

元気な人の声はハリがあり、すき通って澄んだような声音をしていますが、慢性疾患を抱えた患者さんは声に力がなくて響かなかったり、途切れ途切れに話すなどの特徴があります。

わかりやすい例として慢性疾患と声にあらわれる症状をあげてみましょう。

≫高血圧

ほえるような声の人が多いという傾向があります。

≫COPD（慢性閉塞性肺疾患）

喫煙が主な原因の慢性疾患です。

肺の構造が壊れて少し動いただけでも息切れし、慢性的に痰や咳が出ます。最終的には呼吸不全や心不全も起こす恐れのある病気です。この病にかかるのは、ヘビースモーカーの男性よりも中高年女性の喫煙者に多い傾向があります。女性は胸式呼吸が中心になっているのが関係しているのかもしれません。

COPDにかかっている人の声は、症状別に異なります。

肺が繊維化した人はかすれた声になり、肺がふくらみすぎた人はエコーがきいたような響きのある声です。慢性気管支炎を併発したときは痰が絡んだ声になります。

≫肺線維症

間質性肺炎、過敏性肺炎、サルコイドーシス、膠原病《こうげん》など、何らかの病気が原因となり、肺に線維化が起こって固く縮んでゆき、やがて呼吸ができなくなり、死に至ることもある病気です。この病の人は、力がなく、かすれた声をしています。

≫気管支ぜん息

成人になって発症するタイプのぜん息です。ぜん息の患者さんは、おしゃべりな人が多いという傾向があります。大きな声を出してしゃべっていますが、途切れ途切れであり、話したあとにせき込むのが特徴です。

≫心臓が悪い人

心臓が悪い人は声が震えて、エコーがかかったような声にもなります。途切れ途切れにしゃべり、粘液が多いような声質になっています。

心房細動（不整脈）の人は声質が弱く、息切れを起こしながら話すのが特徴です。

うっ血性心不全の人も息が長く続かないので、息切れしながら痰がからんだ声で話す傾向があります。

≫腎臓が弱い人

透析を受けている患者さんは体力もなく、肺活量もないのでひ弱なかぼそい声になっています。


このような症状が出ている人は、体の内側から、原因となっている疾患を治さない限り、声も元気にはなりません。

ふだんから腹式発声で声を支える腹筋を鍛え、胃腸や心肺を丈夫にするのが第一です。

健康診断や体力測定で肺活量を調べたことがある人も多いでしょう。肺活量を調べると、肺機能が正常かどうかわかります。肺活量は、健康な成人男性であれば3000〜4000ミリリットル、成人女性であれば2000〜3000ミリリットルが基準値とされています。肺活量が低ければ、換気機能がうまく働いていないと推測できます。マラソン選手や水泳選手は肺活量が高いから、息切れすることなく長時間運動ができ、スタミナも持続できるのです。

肺活量を増やすためのトレーニングとして、空のペットボトルをぺちゃんこになるまで思いっきり吸い、吐くという呼吸法がよく紹介されています。けれども、高齢者にはこの方法は無理ですし、高齢者ではなくてもハードなトレーニングだと思います。この方法をいきなり実行すると、肺高血圧症になりかねないので、徐々に訓練する必要があります。スポーツをする人や吹奏楽で楽器を演奏する人には必要かもしれませんが、一般の人はもっと簡単なトレーニングで十分です。

本書で紹介するような呼吸法や発声練習をすれば、健康な毎日を送るための肺活量を維持できるでしょう。意識して呼吸するところから、さらに意識して声を出すようになったとき、体は内側から健康になるのです。

発声しない会話はコミュニケーションとはいわない

いつのまにか、パソコンが主要なコミュニケーションツールになっています。

たしかに、メールでのやりとりでもある程度の意思の疎通はできますが、相手の感情まではなかなか読み取れません。こちらの考えも間違って伝わるケースが多々あります。メールをコミュニケーションと位置づけるよりは、連絡事項のツールだと考えるほうが自然ではないかと思います。

私が患者さんと面と向かって会話をするのは、コミュニケーションも治療のうちだと考えるからです。コミュニケーションの方法として電話で話すのもいいのですが、電話だと声の調子がよくわかりません。やはり直接会って声を聞くほうが、多くの情報を得られます。

アメリカの心理学者アルバート・マレービアン博士の実験によると、人が他人から受け取る情報の割合は、顔の表情55%、声の質・大きさ・テンポ38%、話す言葉の内容７%とのことです。つまり直接会って相手の顔を見て、声を聞かないと、多くの情報は受け取れないのです。

また、パソコンにかじりついている人は病気になりやすい要素をたくさん抱えています。

たとえば座りっぱなしで動かない人は、姿勢が悪くなっています。猫背だったり、体が斜めになっていたり、片足を組んで腰が斜めになっている人もいるでしょう。マウスを持ちながら片ひじをついている人も、姿勢が乱れています。長時間そういう姿勢を続けていると筋肉は硬直しますし、長年続くと変形性の症状としてあらわれてしまいます。

ずっとパソコンに向かっていると眼精疲労にもなりやすくなります。パソコン画面のＬＥＤディスプレイから発せられるブルーライトは、目や身体に大きな負担をかけると指摘されています。パソコンと長時間にらめっこしていて目が疲れる、かすむ、しょぼしょぼする、目の奥が痛むなどの症状が出る場合は要注意です。定期的に目を休ませながら使いましょう。

このブルーライトは太陽光にも多く含まれている波長です。夜に寝る直前までパソコンやスマートフォンを使っていると、強い光の刺激で脳が覚醒してしまい、交感神経が活発になるためなかなか眠りにつけなくなるという弊害もあります。

加えて、同じ姿勢で座っていると肩や首がこったり、腰痛や頭痛などにも悩まされます。その生活が続くと自律神経失調症になったり、うつ状態になる恐れもあるのです。

声を出さないと声帯が萎縮しますし、さらにパソコンを見ながらタバコをスパスパ吸っていたら、まさにのどにも肺にも百害あって一利なしの状態です。

「携帯ならいいの？」と疑問に思う人もいるかもしれませんが、小さい画面をずっとにらんでいるぐらいなら、電話で話せばいいのではないかと思います。面倒がらず、声でコミュニケーションをとろうと思うこと自体、心も健康である証ではないでしょうか。

第4章
この声の出し方で人生が変わる

腹式呼吸と胸式呼吸の使い分け

腹式呼吸が体にいいという話は、かなり浸透してきたのではないでしょうか。ヨガや気功、ウォーキングなど、健康を目的とした運動でも腹式呼吸はよく用いられています。

私の患者さんにも、「腹式呼吸をやるように心がけてますよ」という方がいらっしゃいます。しかし、実際にやっていただくと、正しくできている方はとても少ない印象です。息を吸うときに肩が上がっていたり、お腹より胸のほうが先に動いていたり、お腹をふくらませようとするあまり体に力が入りすぎていたり……こういう場合、腹式呼吸は〝できているつもり〟でも、できていません。息を吸うときにあごが上がってしまう人も、胸式呼吸になっています。

●胸式呼吸と腹式呼吸のちがい

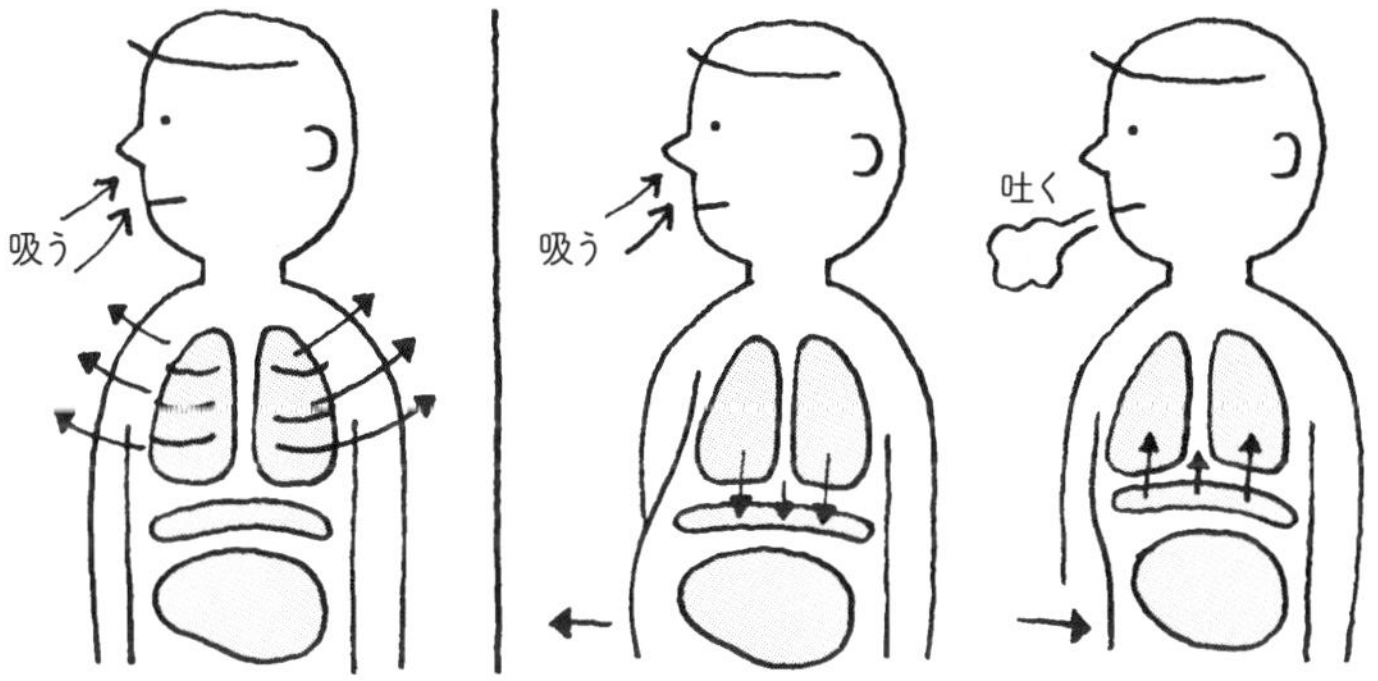

胸筋の働きによって肺が横に広がることで呼吸する

横隔膜の上下運動によって呼吸する

それでは、正しく理解するために、胸式呼吸と腹式呼吸の違いからまず見てみましょう。

胸式呼吸は、胸郭のろっ骨についている胸筋の働きによる呼吸であり、肺が横に広がります。このときに胸や肩の筋肉を使うので、肩が上がり、のどにも力が入ってしまいます。

腹式呼吸は肺の下にある横隔膜の上下運動による呼吸で、肺が縦に動きます。胸や肩の筋肉を使わないので、のどもリラックスした状態です。

第１章でもお話ししましたが、胸式呼吸は２つある自律神経の中で交感神経のほうを優位に働かせ、腹式呼吸は副交感神経を優位に働かせるという特徴があります。

ヨガや気功、太極拳では、リラックスした状態になるために腹式呼吸を用います。副交感神経の働きを活発にすると関節がやわらかくなり、複雑なポーズをとれるため、腹式呼吸が向いているようです。

ピラティスではあえて胸式呼吸を使います。ピラティスは交感神経に働きかけて頭や体を活性化させるのが目的のため、胸式呼吸が適しているのです。テニスやゴルフなどの瞬発力が必要なスポーツも胸式呼吸です。胸式呼吸が健康に悪いというわけではなく、目的や用途に合わせて呼吸を使い分けて考えるのが正しいあり方です。声を出すときには、のどに負担をかけないために腹式呼吸が適しています。

よく腹式呼吸をするときの例えとして、「お腹に空気が入るような感じで息を吸う」といいます。

実際には空気は肺に入るので、お腹に空気が入っているわけではありません。横隔膜を大きく動かすと、ふだんあまり使っていない肺の底、下肺にまで空気が出入りするようになります。このとき、肺がふくらむ際に横隔膜が下がるとお腹が出て、縮まる際に横隔膜が上がるとお腹がへこみます。この運動により、お腹に空気が入っているように見えるのです。

横隔膜は、ふだんはお椀を逆さにしたような凸型の状態で待機しています。腹式呼吸で空気を吸うとその膜が下がり、平らになります。プロの歌手の場合は、息を吸うと横隔膜がしっかり平らに沈みます。吐くときもゆっくり上昇していくため、息が長く続くのです。

しかし、ふつうの人の場合は息を吸っても横隔膜が下がりきらず、吐くときはすぐにもとの凸型の状態に戻ってしまいます。この横隔膜を支える力をつけることで、呼吸のコントロールができるようになります。

そのためには、お腹の筋肉をつけなくてはなりません。ポッコリお腹の解消にもなるので、この機会にぜひ正しい腹式呼吸を身につけてみてください。

誰でも健康は気になっていて、腹筋をしたり、ウォーキングをしたり、さまざまな健康法を試しているでしょう。けれども、忙しいとついおろそかになりがちですし、習慣化するまで時間もかかります。

腹式発声は時間も場所も選ばずにできるので、習慣化しやすい健康法だといえます。

体の不調がなくなれば精神的にも元気になり、私の患者さんの中にもみるみる顔色がよくなり、はつらつとしてきた方もいます。声の出し方を変えるだけで、生き方も変わるのかもしれません。

まずは腹式呼吸の基本をおさえる

それでは、腹式呼吸の5つのトレーニング方法をご紹介します。

腹式呼吸の仕方がよくわからない人は、まず息を吐ききってみてください。吐ききってから大きく息を吸うと、フッとお腹がふくらむはずです。これが腹式呼吸です。

また、第1章でもお話ししましたが、あおむけに寝転がってお腹に手をあてて深く呼吸をしてみると、腹式呼吸の感じがつかめると思います。

ただし、ここで紹介する基本トレーニングは、立ったままか、イスに腰をかけておこなってください。

イスに座るときは、腰を引いて背中が背もたれにつき、お尻が座席にしっかりとついた状態でおこなうのもポイントです。背筋をのばし、あごが上がったりうつむいたりしないよう、顔をまっすぐにすること。立ってトレーニングをするときは、肩幅ぐらいに足を開き、やはり背筋をまっすぐにのばします。

トレーニングは1日1回が基本です。5つ全部をやってもかまいませんし、どれかひとつだけを選んでも、2〜3つでも問題ありません。とにかく「継続は力なり」ですので、長続きさせるのが大切です。毎日続けているうちに、自然と腹式呼吸がマスターできるようになるでしょう。

腹式呼吸がきちんとできているかどうかは、お腹に手をあててみればわかります。大きく息を吸い込んだときにお腹がふくらみ、吐き出すときにお腹がへこんでいれば、できている目安になります。お腹の動きがよくわからない人は、イスに腰かけて大きく呼吸してみると、ふくらんでいるのがわかるでしょう。

お腹をふくらませようとするあまり、体に力が入らないよう、かつ力を抜きすぎて猫背にならないよう、心がけてください。

1　3秒吸い、9〜12秒かけてゆっくり吐く

この方法は気功の呼吸法とまったく同じです。1、2、3と頭の中で数えながら、主に鼻から大きく息を吸い込みます。このとき、お腹を大きくふくらませるように意識しましょう。次に、やや口をすぼめ頬をふくらませながら、9〜12秒かけてゆっくり、ゆっくりと口から息を吐いていきます。

意識してお腹のふくらみを維持すると、よりスムーズに息を吐けます。これを約

●腹式呼吸のトレーニング

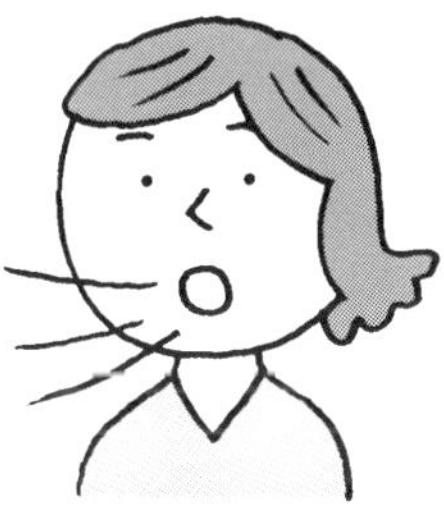

❶３秒吸い、９～12秒かけてゆっくり吐く

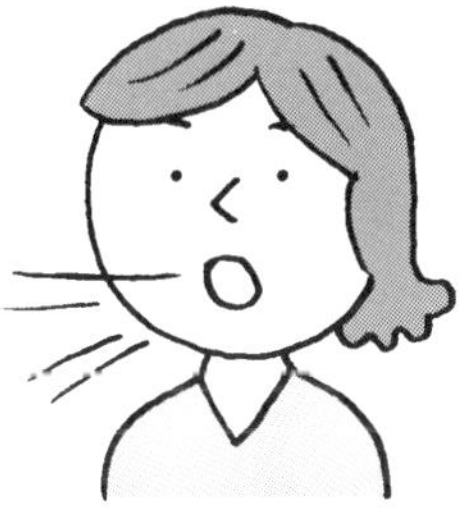

❷吸う、吸う、吐く、吐く、吐く

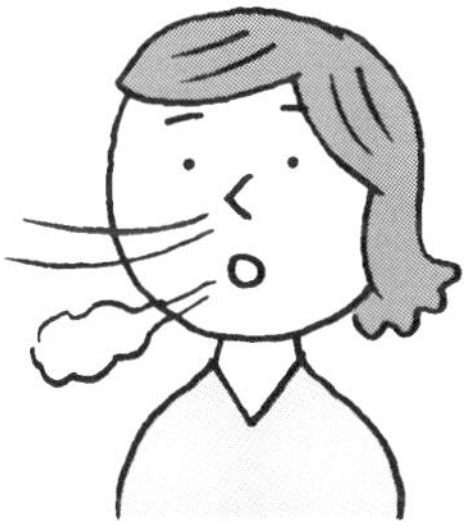

❸鼻から吸い、口をすぼめて吐く

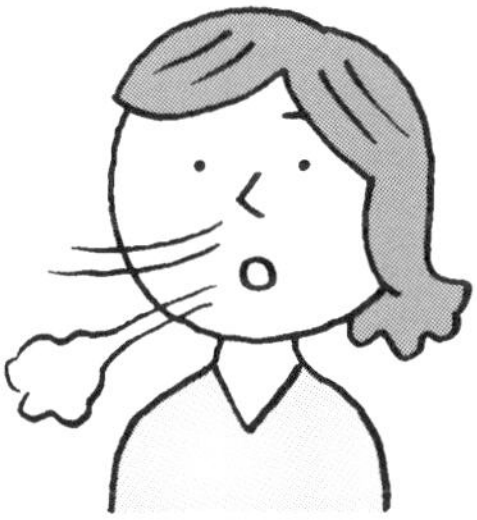

❹すぼめた口で息を吸い、吐く

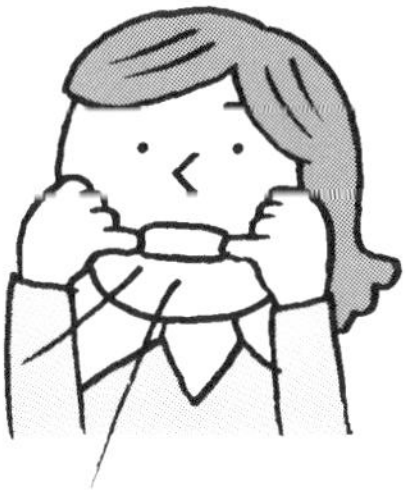

❺唇を横に開いて呼吸する

20回繰り返しておこないます。

2　吸う、吸う、吐く、吐く、吐く

これは2回続けて吸い、3回続けて吐く、という方法です。まず深呼吸をするように、主に鼻から1、2と小刻みに息を吸い込みます。次は、ゆっくり小刻みに1、2、3と口から吐いていきます。これも約20回繰り返します。酸素をより体内に取り込むため、吸うことよりも吐くことに意識を集中する呼吸法です。これは速足やジョギングなどでも取り入れられています。とくに速足では、この呼吸法を取り入れると有酸素運動をスムーズにおこなえ、体脂肪が燃焼しやすくなることがわかっています。

3　鼻から吸い、口をすぼめて吐く

これは、息を吐くときにできるだけ口をすぼめ、ろうそくの火を消すようなつもりでゆっくりゆっくり時間をかけて吐き出していく方法です。約20回繰り返しておこないます。

4　すぼめた口で息を吸い、吐く

息を吸うときも吐き出すときも口をすぼめておこなう方法です。口をすぼめたままにして、口と鼻から吸い、同じく口と鼻からふーっとゆっくり息を吐き出します。これも約20回繰り返します。

5　唇を横に開いて呼吸する

子どものころ、友だちに「イーッ」としたのを思い出してください。唇の両端に両手の小指を差し入れ、横に引っ張って大きく開きます。その状態で息をたっぷりと吸い、少しずつ息を吐き出していきます。これも約20回繰り返します。

回数は目安と考え、これらの5つの方法を体に無理がかからない範囲で続ければ、効果が期待できます。やや体力の落ちた70代や80代の方でもチャレンジできる方法です。

起床後に1分、声帯を震わせなさい

いきなり腹式呼吸で声を出すといっても、なかなか身につけられない人もいるでしょう。マンションやアパートに住んでいる人は、家で発声練習をするのも難しいかもしれません。

そのような人は、まず1日1分、周東式ハミングをおすすめします。

5章でも書きますが、ハミングとは、口を閉じて「んー」と発声する方法です。

いわゆる鼻歌もハミングです。

「んー」と口を閉じて鼻から声を出すと、のどが震えて、お腹も振動するのがわかるでしょうか。口を開けて「あー」と発声すると振動は消えます。口を閉じることによって抵抗ができるため、お腹に響くのです。手をお腹にあてておこなってみるとわかります。

このように体の中で響いて聞こえる音を内耳共鳴といい、ふつうに外から聞こえてくる音を外耳共鳴といいます。自分の声をテープなどに録音して聞いてみると、「こんな声をしてるの？」と違和感を抱くことがありますが、それは、ふだんは自分の声を、頭蓋骨を通して伝わる内耳共鳴と、外から耳を通して聞こえる外耳共鳴の両方で聞いているからです。

ハミングで聞く音は内耳共鳴です。ハミングをすると体内に響く音に意識が集中するので、自分がどのような音を出しているのかがわかり、音痴の矯正に適しているといわれています。

「んー」と声を出して振動がお腹に響かない方は、腹筋がないのかもしれません。第５章のトレーニングをして腹筋を鍛えるのをおすすめします。

ボイストレーニングや合唱などの発声練習では、いきなり声を出すのではなく、ハミングでウォーミングアップしてから声を出します。ふだんあまり声を出していない人が、いきなり大声を出そうとするとのどを傷める恐れもあります。スポーツをおこなう前に準備運動をして体をほぐすように、のども温めてから声を出したほうが声帯に負担をかけずにすみます。

とくに朝起きたばかりの時点では声が出づらく、体もまだ目覚めていません。のどのまわりの筋肉がほぐれないうちに声を出すと負担をかけてしまうので、第4章で紹介する体操をして、筋肉をほぐしてからのほうが声を楽に出しやすいでしょう。

ハミングは、体が緊張していると声帯が閉まり、発声しづらくなってしまうので、リラックスしておこなうこと。好きな音程で少し大きめに発声するのがコツです。息が続く限り、長めに「んー」とハミングします。慣れてきたら低い音で出したり、高めの音で出したり、色々な音程で試してみましょう。

声帯のウォーミングアップとしては、あくびも適しています。

あくびをしているときはのどの奥がしっかり開いている理想的な状態です。しかも腹式呼吸になっているので、腹式呼吸の仕方をつかむためにも、あくびをしているときにどのようにお腹が動くのか、意識してみましょう。

ボイストレーニングなどの発声練習でも、よくあくびのマネをします。このとき、「あ～あ」と声を出すと、口とのどを開いた状態で発声できます。大きな声を出す必要はないので、これも軽いウォーミングアップを兼ねて試してみてください。

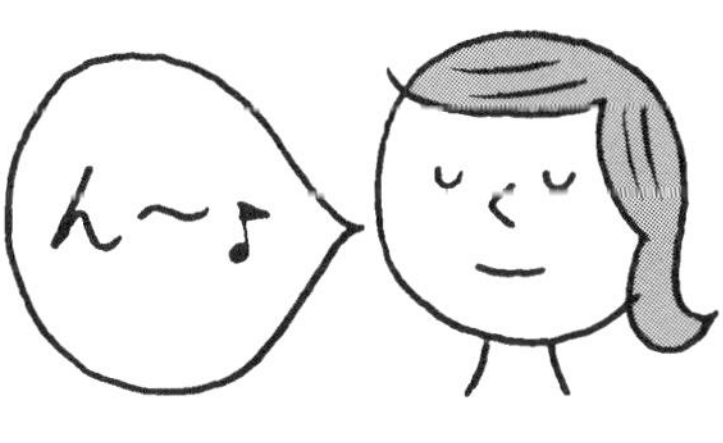

横隔膜を操る腹式発声のトレーニング

腹式呼吸が正しくでき、ウォーミングアップでのどを温めたら、いよいよ発声にチャレンジしましょう。

腹式発声のポイントは、腹式呼吸の息づかいのまま、息を吐くタイミングに合わせて声を出すことです。

声を出すのは、お腹がふくらんだ状態のときです。声を出しながらお腹の息を吐いていきます。

ふだん話すときもまず息を吸って、吐き出しながら発声していますが、何も意識していないと胸式呼吸になっています。

これを腹式にするためには、横隔膜を使ってお腹の息を少しずつ吐き出しながら、息に声を乗せて遠くに届けるイメージをもってください。

横隔膜のコントロールがカギです。

はじめは呼吸と発声がうまく連動せず、ぎくしゃくしてしまうと思います。最初のうちは次で紹介する「あ～」や「あえいおう」、あるいは「おはよう」「こんにちは」といったあいさつなど、短い文節からなる言葉で練習するとよいでしょう。

横隔膜を自在に操れるようになれば腹式発声はおのずと身につきます。

声の高さは自由です。まずは声を出しやすい音でやってみましょう。低い声は胸に響き、高い声は頭に響くのも感じると思います。

1　ひたすら「あ～」と大声で発声する

これは、お腹に手をあてて「あ～」と大声を出す方法です。

大声を出すといっても、叫ぶわけではありません。のどに負担をかけないよう、ふだん話しているときよりも声を張るような感じを意識してください。

大きく息を吸ったあと、少しずつ息を吐き出しながら「あ～」と声を出していきます。慣れてきたら、ときにはクレッシェンド（だんだん強く）やデクレッシェンド（だんだん弱く）で変化をつけましょう。息を吐ききるまで声が続くのが理想ですが、無理に長く続けようとしないでしてください。

2　口をすぼめて息を吐きながら「お～」と発声する

口をすぼめたまま、口と鼻からゆっくりと息を吐き出しながら、「お～」と発声します。太目の丸箸を真横にくわえた状態で、ゆっくり息を吐き出しながら発声すると、いっそう効果があるでしょう。

3　口をすぼめて息を吐きながら「あ、え、い、お、う」と発声する

3は2に連動したトレーニングです。口をすぼめて、息を吐くときに、アナウンサーの発声基礎練習でよくおこなう「あ、え、い、お、う」を発声します。

これは母音の発声練習にもなり、滑舌がしっかりしてきます。腹式発声で歌う場合などに歌詞の表現が明瞭になるという効果もあります。

●腹式発声のトレーニング

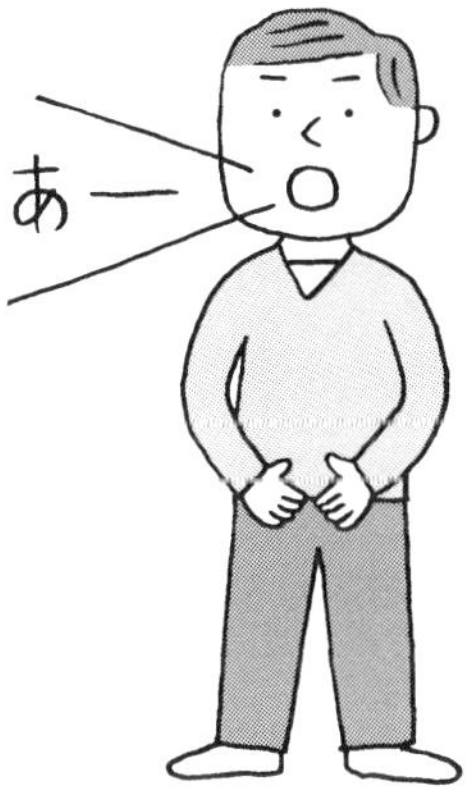

①ひたすら「あ～」と
発声する

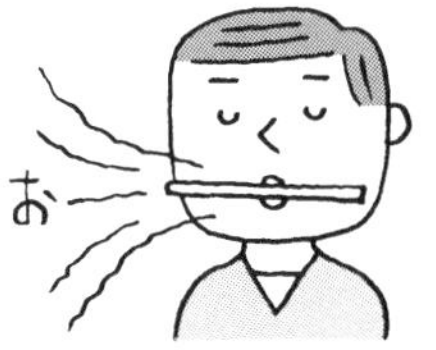

②口をすぼめて息を吐き
ながら「お～」と発声する

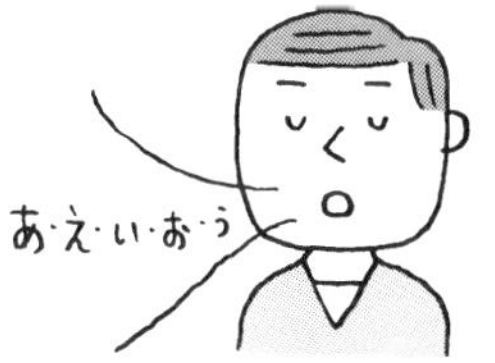

③口をすぼめて息を吐き
ながら「あ、え、い、お、う」
と発声する

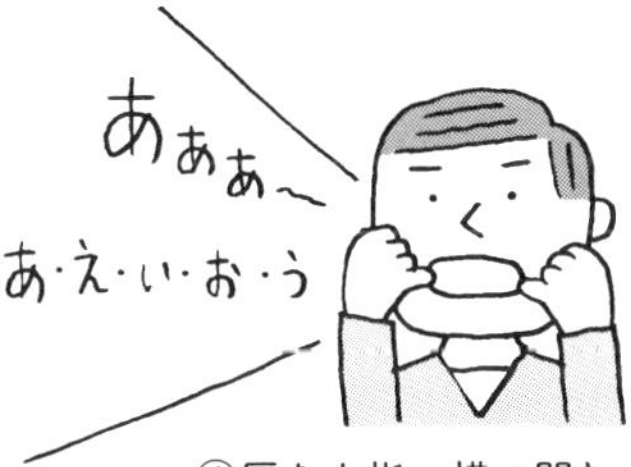

④唇を小指で横に開き、
「あああ～」と発声する

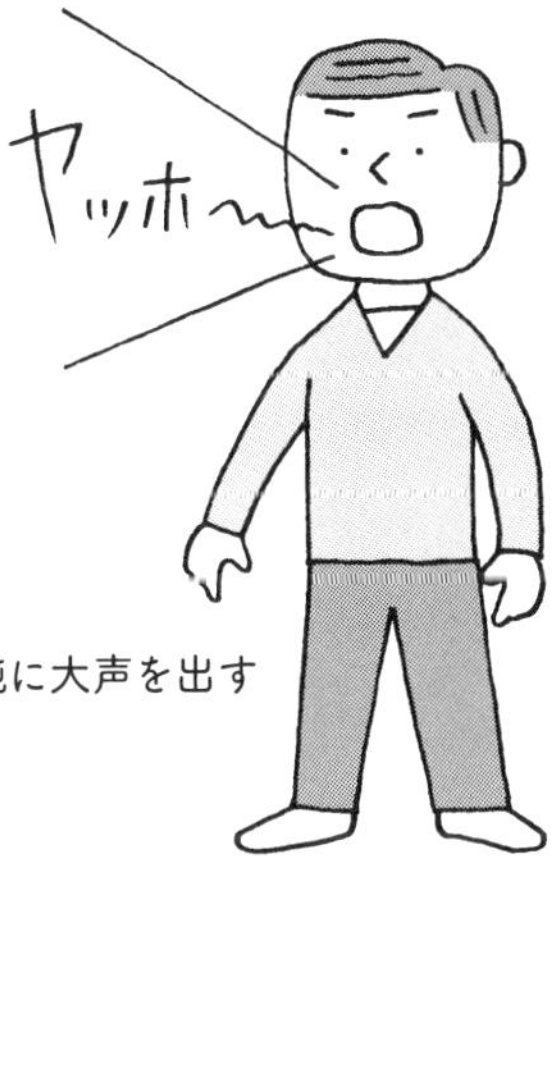

⑤単純に大声を出す

4　唇を小指で横に開き、「あああ〜」と発声する

腹式呼吸トレーニングの5の状態で発声します。息を吐きながら「あああ〜」と声を出します。

この状態で「あ、え、い、お、う」と発声練習するのもいいでしょう。

5　単純に大声を出す

これは必ずやらなければならない方法ではないので、家の中など叫ぶのが難しい環境にいる場合はおこなわなくてもかまいません。のどに負担をかけないよう、腹の底から声を出すように意識するのがポイントです。

山で「ヤッホー」とこだまに呼びかけることがありますが、そのような感じで遠くに声を飛ばします。

「コンニチハー」でも、「ヤッター」でもいいですし、「頑張るぞー」など前向きな言葉ならやる気も出てくるでしょう。ストレス解消のために、「バカヤロー」「フザ

ケルナー」と叫んでいただいてもかまいません。

繰り返しますが、これらのトレーニングはのどに負担をかけないようにしなければなりません。声がかすれたり、せき込んだりするようなら、無理に声を出している証拠。そういう場合は大きな声を出そうとせず、抑え目に練習してみましょう。

舌のトレーニングで声も体も美しくなる

さらに舌根周辺の筋肉を鍛えると、滑舌がよくなります。腹式発声とあわせて鍛えれば、人に届きやすいしっかりした声音になるでしょう。それだけではありません。舌のトレーニングは表情筋を刺激し、脳の活性化にもなります。血行もよくな

●舌のトレーニング

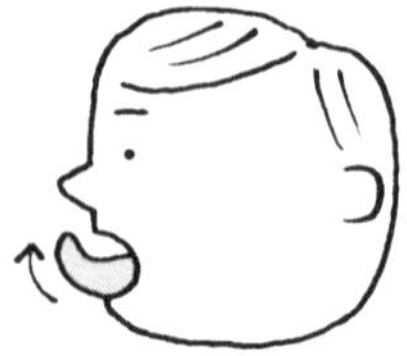

❶舌を突き出すようにして舌先を内側に巻く

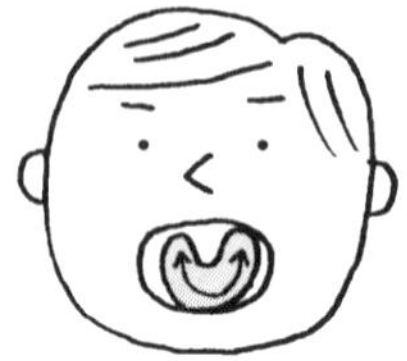

❷舌の両側を丸めながらすぼめる

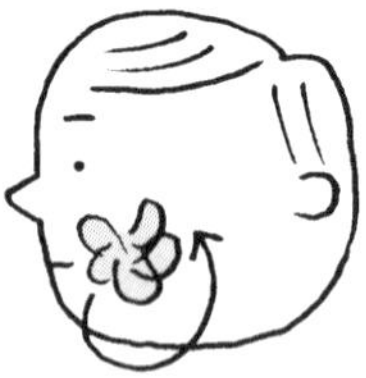

❸ぐるりと弧を描くようにして口中で舌を回す

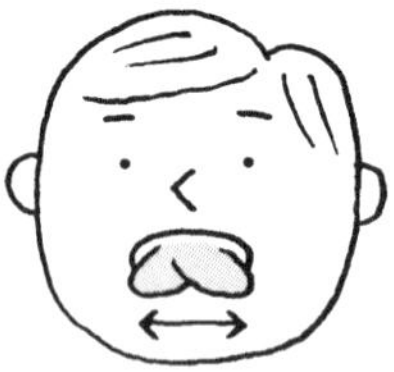

❹舌を左右に動かす

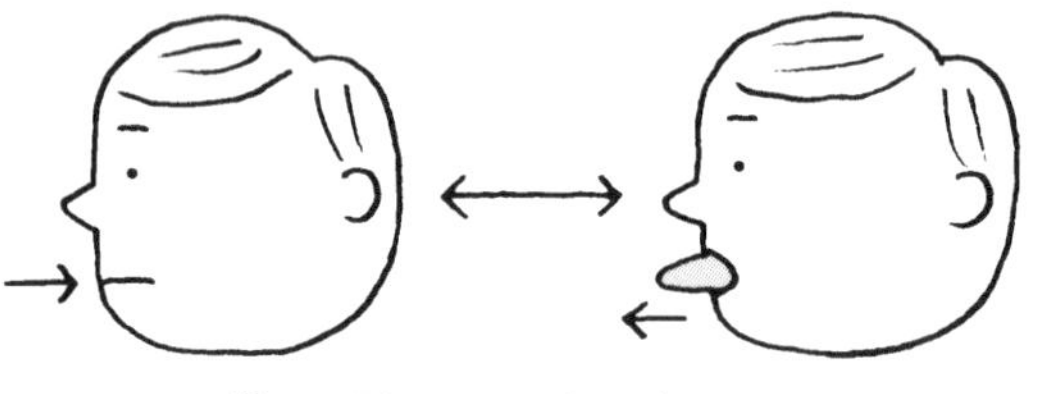

❺舌を引っ込めたりのばしたりする

❻　❶から❺を何度か繰り返す

❷は少々難しいかもしれません。意識して舌を動かしているうちに、感覚がつかめてくると思います。

り、顔のむくみにも効果があるので、若返りも期待できるでしょう。

何より、表情がイキイキ豊かになるとまわりに与える印象もアップしますし、笑顔をつくることで心の状態も上向いて心身ともに活性化してきます。

心身の活性化には歌がきく

最近、医療現場にカラオケを導入する病院が増えてきました。

食べものなどを飲み込む嚥下《えんげ》の機能が衰えた人に、声帯を強化して飲み込む力を回復させるためだったり、高齢者の方にお腹の筋肉をつけさせ、脳に刺激を与えるなどの目的が多いようです。

健康カラオケには血行を促す作用やホルモン分泌を活性化する作用があるので、

脳梗塞や心筋梗塞といった、日本人の死亡原因の上位を占める疾患を予防できるともいわれています。

私のクリニックで開く健康カラオケ教室には、多いときには50人ぐらいの患者さんが参加されます。私と会ったばかりのころは、顔の表情も暗く、ボソボソと元気なく話していた患者さんも、健康カラオケ教室に参加するうちに、見違えるようにイキイキしてきます。

それは、歌っていると脳内ホルモンの分泌が盛んになり、心身ともに活性化するからです。脳内ホルモンのエンドルフィン、アドレナリン、セロトニンなどが分泌され、いわゆるナチュラルハイの状態になるのです。

私はこうしたホルモンを「幸福ホルモン」と呼んでいます。幸福ホルモンが分泌されると免疫力がアップし、ガンの抑制効果も期待できますし、肉体面だけではなく、性的な面での若返り効果も考えられます。

腹式発声をするだけでもそれなりに幸福ホルモンが分泌されますが、歌うとさらに効果的です。歌っていると気分が上向きますし、何より、カラオケを通して人と交流できるので暮らしに張り合いが出てくるのです。

家でカラオケを歌うマイクも発売されていますが、ひとりで歌うよりは、家族や友人と一緒に歌うのをおすすめします。

ランナーズハイという現象は、マラソンなどによる苦痛をやわらげるために分泌された神経伝達物質、エンドルフィンにより気分が高揚するなどといった快感を得る状態です。

カラオケの健康効果で医学的に注目されているのは、「大声ハイ」と「音楽ハイ」です。

大声ハイとは、腹の底から大声を出すことで得られるハイです。

ロックコンサートやサッカーなどのスポーツを観戦しているときに、２時間ぐらい大声で歌ったり、声援を送ったりしていると、観終わったあとには、スポーツをしたあとと同じぐらいの爽快感や解放感があるはずです。それが大声ハイです。

音楽ハイとは、自ら楽器を演奏するときに起きるハイです。

ピアニストが演奏している姿を見ていると、曲に没頭して体が大きく揺れたり、ときには目をつむったりしています。音楽と自分が一体化したように感じ、まるでエクスタシーを感じているかのようです。また、音と音が共鳴し合うと生まれる高周波や、心臓の鼓動に共鳴するリズムが、エンドルフィンを大量に分泌する効果もあるのではないか、と私は考えています。

大声ハイはまさにカラオケで体験できることですし、声という楽器を演奏しているので音楽ハイも体験できます。同時に2つのハイを得られるので、たっぷり幸福感を味わえるのです。

ですので、健康増進やストレス解消のためにカラオケで歌うのは正解です。どんどん歌って、心も体も元気になりましょう。

歌うと健康になる理由

私のクリニックに訪れたAさんは、60代後半の男性。

原因不明の高血圧で悩み、クリニックに訪れた当初は、最大血圧が２００㎜Ｈｇまで高くなることもしばしばありました。

私はAさんに治療と並行して、健康カラオケ教室に参加するようすすめました。

すると、３カ月ほど経ったころには、最大血圧が１４０㎜Ｈｇまで下がるようになったのです。

Aさんには降圧剤を処方していました。飲むと一時的に血圧は下がり、しばらく安定しているのですが、薬が切れるころになると再び上昇します。そこで夜にはまた飲む、という繰り返しでした。

ところが、歌を始めてからは、一度飲んだだけで安定するようになったのです。

さらに、中性脂肪が２０１㎎／dlから、ほぼ正常値の１３６㎎／dlにまで下がりました。このことから、歌はダイエットにも効果があるとわかります。１曲歌うだけでもかなりのカロリーを燃焼しているので、自然とダイエットに結びつくのです。

これはほんの一例で、ほかにも血圧が下がった方や、中性脂肪値が減った方も大勢います。

私がカラオケで演歌を歌うことをすすめているのは、演歌には腹式発声を使う歌が多いからです。たとえば北島三郎さんの『函館の女』は、歌い出しで大きく息を吸い込んでから、最初のフレーズを息を吐き出しながら歌います。自然とお腹の底から声を出すような曲のつくりになっているのです。

演歌を歌うようになって、更年期障害の不定愁訴が消えたという女性が多くいるのは、このためだと思います。腹式発声で歌うと、自律神経が安定するのです。

さらに福岡県立大学の田中美智子教授らが20歳から42歳の健康な成人女性11名におこなった研究によると、腹式呼吸の間は副交感神経が優位となるだけではなく、ストレスホルモンにも影響を与えることがわかりました。ストレスホルモンのノルアドレナリンやアドレナリン、コルチゾールの濃度の低下が認められたのです。心拍数の低下も見られ、安定した状態になったということです。

ストレスを受けると、脳下垂体から腎臓の上部にある副腎に指令が伝達され、ノルアドレナリンやアドレナリン、コルチゾールなどのストレスホルモンが分泌されます。

コルチゾールは、もともとはブドウ糖をつくり出すホルモンでもあるので、適度に分泌されている分にはいいのですが、量が多いと血圧が高くなり、動脈硬化を促進させる恐れもあります。また、脳内ホルモンのセロトニンという食欲を抑えるホルモンの働きを低下させるため、食欲が旺盛になります。ダイエットには天敵のホルモンなのです。

さらに、コルチゾールはガンの抑制に一役買うＮＫ細胞の働きを無効にしてしまいます。腹式発声でコルチゾールの濃度を抑えると、ＮＫ細胞はきちんとガン細胞と闘ってくれるのです。

ただし、健康にいいからといって、１日に何時間も歌うのはおすすめしません。アドレナリンは幸せホルモンの１種で善玉ホルモンですが、興奮して歌ったり長時間歌って疲れてしまった場合は、ストレスホルモンに変わってしまうのです。善玉ホルモンが悪玉ホルモンに変わってしまうということです。

また、声帯を痛めてしまう恐れもあります。

1日に数曲歌うだけで、十分効果はあります。どうしても歌い足りないのなら、週に1・2回だけたっぷりと歌ってください。このサイクルのほうが、長続きするようです。

腹筋を鍛えるためにも、毎日少しずつ歌うことが継続のコツです。

プロの歌手に学ぶ呼吸法、発声法

腹式発声のトレーニングは初心者だけでなく、プロの歌手もほとんど毎日おこなっています。ピアノは1日弾かないと取り戻すのに3日かかるといわれていますが、歌も歌わない日が続くと思うように声が出せなくなるのでしょう。瀬川瑛子さんなどベテランの歌手であっても、ボイストレーニングを欠かさないそうです。

それは歌だけではなく、ふだんの声も同じです。

またプロの歌手や舞台俳優の方は、ステージに立つ前に、必ず発声トレーニングをしています。やはり、のどを暖めておかないと本番で思いどおりの声が出ないのでしょう。体もやわらかくするためにストレッチをしたり、軽く腹筋運動をする方もいるそうです。

いきなりプロのような発声を身につけるのは無理ですが、カラオケで歌う程度の腹式発声はすぐ身につきます。

それでは、プロの歌手と素人ではいったいどこが違うのでしょう。

プロの歌手と一般人の呼吸の様子を動的ＭＲＩで観察してみると、一般人の場合は横隔膜が短い時間で上がってしまうのに比べ、プロの場合はゆっくり上がっていきます。横隔膜の後部にたくさんの空気を入れて保持できると、発声に使う肺活量が多くなります。

そして、ためた空気を小出しにして吐いていくから、プロは息が長く続くのです。

歌っているときは、ブレス（息継ぎ）のところにきてもまだ肺には十分な息が残っているので、一般人のように苦しげに息継ぎをしません。

ここでは、プロの演歌歌手の佳山明生さんがすすめるトレーニング方法を紹介します。今まで紹介したトレーニングで腹式呼吸や発声法が身についたら、ぜひこの方法も試してみてください。

とくにカラオケ好きな人は、この方法で歌うと、格段とのびやかな声が出るようになると思います。

≫「ビィ―――」で発声練習をする

息をたくさん吸い込んで、「ビィ―――」とできるだけ長く発声するトレーニングです。これで自然に横隔膜が強くなり、腹式呼吸ができるようになります。

最初のうちは音程が不安定になってしまうと思いますが、横隔膜が強くなってくれば、安定した音程で長く出せるようになるはずです。

さらに空気をたくさん吸い込むために、肩を少し前に出して胸を抱えるようにしましょう。これで空気が胸にたくさん入るようになります。

≫唇を横に開いて発声する

発声には歯やあごの力も関係しています。

声帯から出た声は歯にぶつかって反射して、増幅します。発声するときは、軽く奥歯を噛むようにして、唇を横に開きましょう。さらに下あごを少し緊張させて発声すると、言葉がはっきりします。

≫ホースをイメージする

歌うときはホースから水が流れ出ていくように、声がのどを通って流れ出していくようにイメージしてください。声が心地よく響くようになるはずです。このときに、ホースを軽く揺らして流れ出た水を揺らすようなイメージで声を出すと、心を揺さぶるような歌い方ができます。

ホースの水は、水力が弱いと遠くまで届きませんが、声も同じです。空気をできるだけたくさん吸い、横隔膜に力を入れて息を吐き出しながら歌わないと、声が前に響きません。横隔膜に力を入れて歌うことで声が前に響くようになり、音程が安定します。そのためにも、「ビィーーー」という発声練習は有効なのです。

≫舌を鍛える

発声には舌の動きも関係しています。

舌の筋力は年齢とともに低下します。舌の筋肉が弱くなると滑舌が悪くなるので、歌詞がはっきり聞こえるように歌うには、舌の筋肉も鍛えなければなりません。

口の中をなめ回すようにして歯茎、頬、歯茎、頬と順番に舌を動かしていきます。左回り、右回りと交互に回転させてください。これだけでかなり舌の筋肉は鍛えられます。

これらのトレーニングを続ければ、いずれ見違えるような声量になり、声ものびやかになりハリが出てくるでしょう。さらに続けるうちに、あまり口が開いていなくても、押し出されるような感じで声が出るようになり、響きも出てきます。

Column

ラ音を意識して声を出すとさらによい

オーケストラは演奏を始める前に、チューニングをします。このときに使う音は「ラ」。はじめにオーボエがラの音を出して、ほかの楽器も合わせます。

なぜラの音を使うのかには諸説ありますが、今からさかのぼること2600年ほど前、古代ギリシャで使われていた弦楽器に由来するといわれています。弦楽器に張られていた弦の中で、一番低い音の弦を「A」と名づけました。このAの音が「ラ」。一番低い音をアルファベットの最初の文字にしたのです。これがいつの間にか基準の音として使われるようになったという説があります。

また、どの弦楽器にも「ラ」の弦が張ってあります。指で押さえなくても出る音なので、これに合わせて音合わせをするともいわれています。

20世紀に入って、国際会議で「ラ」の音を周波数４４０ヘルツにすると定められました。これを国際標準ピッチといいます。４４０ヘルツとは１秒間に４４０回空気が振動しているという意味です。

じつは、赤ちゃんの産声《うぶごえ》は世界共通で４４０ヘルツといわれており、この音は絶対音感の人が聞くとラの音に聞こえるようです。そこでラの音を国際基準にしたという説もあります。ラの４４０ヘルツというのは、人にとって心地のよい音なのかもしれません。

本書で紹介した発声方法も、「ラ」の音で声を出してみると、気分がリフレッシュするかもしれません。

「ラー」と発声するときは、ビブラートを加えるといいでしょう。

私が「ラー」と発声するときに、いつも意識しているのは上の口蓋《こうがい》です。上の口蓋のすぐ上にあるのが脳の視床下部であり、ここが自律神経をコントロールする中枢になっています。発声するときに、この部分に４４０ヘルツの音をビブラートで響かせるようにすると、自律神経に刺激を与えられると考えられます。

周東式ハミングも、ラの音でおこなってみるとより効果が高まるでしょう。

ラの音程ではありませんが、歌を歌うときによく「ラララー」とか「ランラン」など、ラを使って歌います。これは、ラがア行なため、発声しやすいからではないかと思います。ア行はリラックスした発音なのです。

また、ラは弾むような音なので、発声しているうちに気持ちも明るくなってきます。たまには「ラ」で発声練習してみるのをおすすめします。

第5章

心身トラブルを防ぐ体づくりと生活習慣

起きたらまず周東式ハミングをしよう

快適な1日を迎えるための朝の習慣にしてもらいたいのが、朝食前にハミングをおこなうことです。

起きたら、まずうがいをして口の中にたまっている唾の掃除をします。

口の中には、約700種類の常在菌が生息しています。睡眠中には唾液の分泌量が減るので、就寝してから約3時間後には細菌が増えはじめ、約8時間〜9時間でその量はピークに達します。だから誰でも寝起きの口は少しにおうはずです。そのままうがいもせずに朝食を食べたら、増殖した細菌も一緒に体に取り込んでしまうことになります。

とくに、お酒を飲んだあとに歯磨きをしないで寝る人は、唾液の中で細菌が過剰に増殖して腐敗を繰り返しているので、毒素が発生しやすくなります。また、発ガン物質のホルムアルデヒドが生じることもわかりました。口の中にいる歯周病菌など悪玉の菌が唾液と混じり、さらにアルコールと混じると、朝になるころには唾液が腐ったような状態になります。私はそれが咽喉頭、食道、胃、膵臓などの消化器のガンのもとになっているとも考えています。だから、酔っぱらって歯磨きをしないで寝てしまう人は要注意です。

朝起きてすぐにうがいをすれば、そういった体に悪い物質を飲み込まないですみます。もちろん、夜眠る前の歯磨きも欠かせません。

また、朝起きてすぐに声がうまく出せないのは、声帯や口の中、食道などが乾燥しているからです。乾燥しているときに無理に大きな声を出すと声帯や披裂喉頭蓋ひだの粘膜を傷つけてしまうので、潤わせてからハミングをするのがベストです。

ツバを飲まないようにうがいをして、できれば歯磨きもして、それから水やお茶を飲んで口の中と食道を湿らせてから、ハミングをしましょう。

口を閉じ、自分の出しやすい音で、「んー」と一定の音でハミングします。このとき、のどのあたりを意識すると、声帯が震えているのがわかるでしょう。声を出しているようには思えないかもしれませんが、これも立派な発声練習です。

それから朝食を食べると、食道や胃袋の動きがよくなっているので、消化を促すという効果も期待できます。

何より、ハミングをすると頭がスッキリして眠気が吹き飛び、気分が爽快になります。それから出かければ、元気よく朝の挨拶もできて、快適な気分で1日をスタートできるでしょう。

ちなみに、会議でのプレゼンや商談など、声を出す大事な場面でもハミングは役に立ちます。始まる前にハミングでウォーミングアップをしてから話すと、なめらかにハキハキと話せるので好感度が上がります。自律神経も刺激されて副交感神経が高まるので、緊張もやわらぐでしょう。本番前にぜひ、試してみてください。

ところで、寝起きがいい人にありがちなのが、朝目が覚めたときに布団から飛び出すようにいきなりがばっと体を起こす起き上がり方です。

これも健康を考えるとよくありません。

なぜなら、睡眠中の体は交感神経と副交感神経が逆転した状態なので、いきなり起き上がると交感神経のレベルが急にあがってしまい、それにともなって血圧も上昇し、心臓や脳などに負担がかかってしまうからです。

これを防ぐには、目が覚めたらまず布団の中で手足をこすりあわせたり、やさしくたたいたりして交感神経に緩やかな刺激を与え、ゆっくりと目覚めるようにすればいいのです。

話が前後しましたが、朝の流れとしては、まず布団の中で手足をこすりあわせてから起き上がり、うがい（できれば歯磨き）、ハミングの順で決まりです。

夜はハミングしてから眠りにつこう

睡眠はレム睡眠とノンレム睡眠をおよそ90分ごとに繰り返す、という話はみなさんも聞いたことがあるでしょう。

レム睡眠は浅い眠り、ノンレム睡眠は深い眠りのことです。

眠りはじめたときは深い睡眠に落ち、夢も見ずに眠っています。これがノンレム睡眠で脳も休んでいる状態です。それから徐々に眠りは浅くなっていき、90分後にレム睡眠になり、さらに90分後にノンレム睡眠になり……というサイクルで繰り返しています。明け方にはノンレム睡眠が短くなり、レム睡眠が長くなります。すると脳は起きているのと同じ状態になるので、夢を見るようになり、やがて目覚めるのです。

●睡眠と脳波

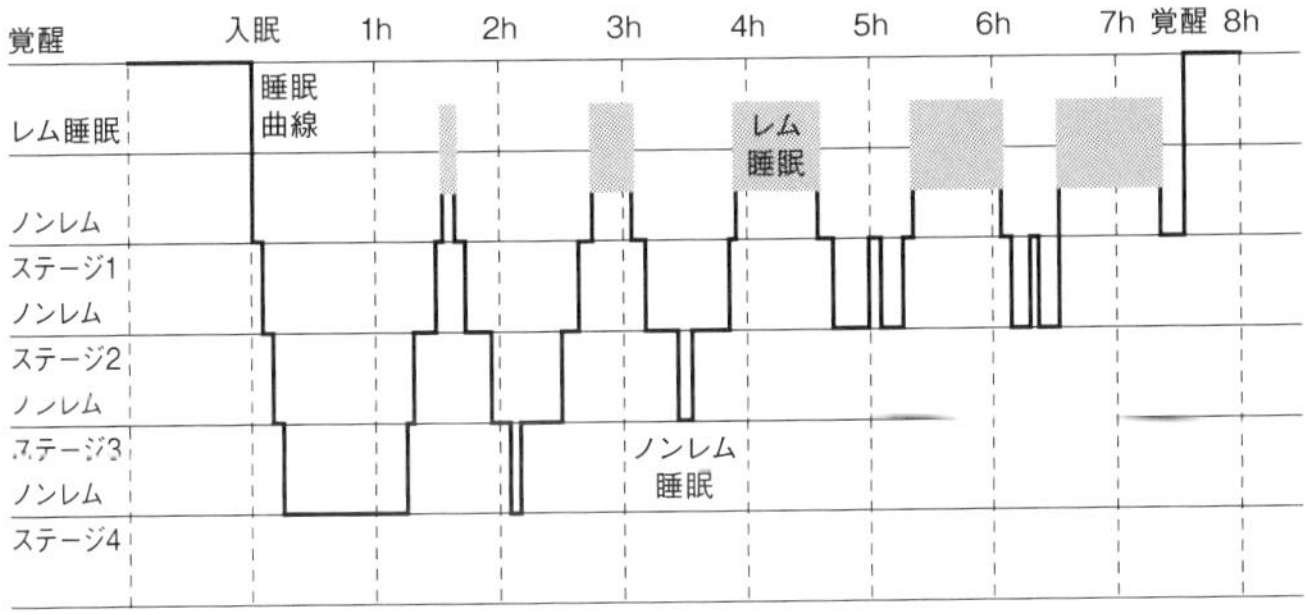

ステージ１	深い眠りに落ちていく、最初の段階。まだ眠りは浅い状態。 α波が減り、θ波が出てくる。
ステージ２	睡眠はステージ1よりは深くなっているが、 まだ浅いほうに分類される。 12～14 ヘルツの脳波がリズミカルに連続してあらわれる。
ステージ３	ここから深い睡眠になり、脳波に大きくゆるやかな波があらわれる。 これを「徐波睡眠」という。 δ波（４ヘルツ以下）は 20～50%未満の状態。 この徐波睡眠のときに成長ホルモンの分泌が 盛んになるといわれる。
ステージ４	もっとも深い眠りで、このステージも徐波睡眠に分類される。 δ波は 50%以上になり、脳波はもっとも遅く、 無意識の状態になっている。

さらに、ノンレム睡眠は脳波の状態によって、4つに分けられています。眠ってからすぐのノンレム睡眠は、90分の間に1から4までどんどん眠りが深くなっていきます。ステージ4の状態になってからしばらく保ち、4、3、2、1とステージが戻っていって、レム睡眠に入ります。

2回目のノンレム睡眠でもステージ4まで行きますが、3回目、4回目と繰り返すうちにステージ3に到達したら戻り、次はステージ2まで、という具合に睡眠は浅くなっていくのです。

睡眠時無呼吸症候群の人は眠りが浅く、ステージ3、4までいきません。眠りが浅い人は、夜に交感神経が興奮した状態で眠っているケースが多い傾向があります。交感神経が高いままだと血糖値が増え、寝ている間に糖がたくさん出やすくなります。そうなると太りやすくなり、糖尿病体質を呼び込みやすくなります。

また、糖がたくさん出ると高血圧になり、朝起きたときに血圧が高い「早朝高血圧」の状態になります。早朝高血圧の人は、昼になると血圧は落ち着いてきて、夜は非常に安定しているのですが、また朝は高くなっているので、薬を飲むか飲まな

●睡眠と自律神経レベル

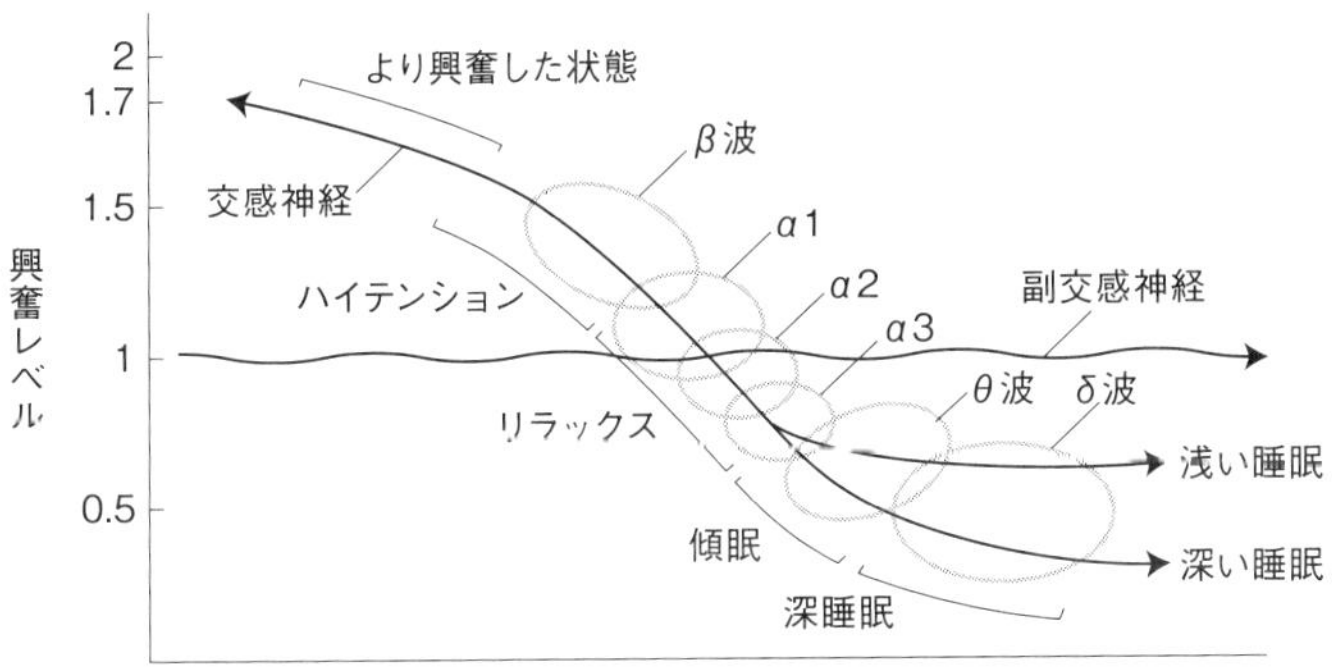

いかで迷う患者さんもいます。この症状は、睡眠を改善すれば治ります。

昨今、睡眠外来という専門外来を訪れる人があとを絶たず、睡眠に何らかの問題を抱える人が増えているようです。

日中、頭脳労働をしている人に多いのは、頭の中がカッカしてなかなか寝つけないという訴え。これは就寝時間になっても脳の興奮状態がおさまらず、交感神経が優位な状態が続いてしまっているためと考えられます。布団の中で考えごとをするのも興奮の原因となるので、質のよい睡眠を考えるとよくありません。

睡眠時にかぎらず、健康のためには交感神

経と副交感神経のスイッチを数十分ごとに切り替えることが大切です。

深刻な不眠症なら話は別ですが、寝つきが悪い、眠りが浅い人は、睡眠薬にはなるべく頼らず、眠る前に交感神経を抑えるハミングを試してはいかがでしょうか。布団に入ってから腹式発声で「んー」とハミングをすると、交感神経が静まってくるでしょう。穏やかな眠りを迎えられるので、深い睡眠を得られるはずです。疲れている人や、眠る前にパソコンやテレビを見て神経が興奮している人も、やはりハミングをすると気分が安らぎ、良質な眠りを得られると思います。


また、お風呂の中でハミングするのもおすすめです。

浴室は、蒸気で乾燥とは無縁なので声帯が潤い、もっともハミングしやすい環境です。もちろん、気分がいいときは歌ってもかまいません。声が反響するので、歌がうまくなったような気分になり、気持ちよく歌えてストレスを発散できるでしょう。

夜のカラオケは穏やかな曲を選ぼう

腹式呼吸を身につけるために、カラオケをおすすめしていることは、今までの章でお話ししてきました。

ただし、仲間とお酒を飲み、タバコを吸いながら歌っても、健康にいいとはいえません。お酒とタバコでのどに負担をかけているので、健康どころか不健康になってしまいます。

仕事帰りに、仲間とカラオケに行ってストレス発散をするのはいいのですが、疲れを吹き飛ばそうと激しい曲を歌うのは逆効果です。交感神経が高ぶったままなので、家に帰ってからもなかなか眠りにつけず、眠りも浅くて翌朝起きるのがつらくなるでしょう。そうなると疲れが抜けないので、余計にストレスがたまります。

理想的なのは、バラードのような穏やかな曲。演歌もテンポはゆっくりしているのでおすすめです。それもラ音がベースの曲なら、なお自律神経が安定するでしょう。

そのまま夜通し歌い明かすのではなく、10時ごろには家に帰ってお風呂に入り、11時には布団に入るのが健康的な夜の過ごし方です。もちろん、眠る前の歯磨きも忘れないように。ハミングをして自律神経を安定させてから眠りにつけば、翌朝スッキリした気分で起きられると思います。

夕食は生ものを避け、軽めにすませよう

ダイエットのために、眠る3時間前には夕食をすませたほうがいい、という話は

昔からよく聞きます。

これは医学的にも正しい解釈です。

眠る直前に夕食を食べると、腸は食べたものを消化しきれていないので、食べた分のカロリーが使われないまま眠ることになります。さらに眠っている間は副交感神経が働いてエネルギーを消費しなくなり、体脂肪の合成を盛んにするので、太りやすくなってしまうのです。

だからといって、食べる時間が遅かった日に、眠るのも遅くする必要はありません。

毎晩夜11時に眠っているのなら、その時間になると体は自然と副交感神経が優位になります。そのタイミングで眠るのがベストなので、そこで睡眠をずらすと自律神経のバランスが崩れてしまいます。夕食が遅い日は、軽めに夕飯を食べる程度にしましょう。ホットミルクなどでお腹を満たすのも方法のひとつです。

そして、夜トイレに起きると睡眠が妨げられてしまうので、眠る1時間半前には水分も控えめにすること。

夕食は、刺身やサラダなどの生ものは避けたほうがいいでしょう。腸の中に停滞してカリウムが増えてしまいます。カリウムは血圧の低下、脳卒中の予防、骨密度の増加につながるミネラルなので、適度にとる分には問題ありません。けれども、腎臓の機能が弱まっている人はカリウムをうまく排せつできず、血中にたまって不整脈を引き起こし、最悪の場合は突然死を招く恐れもあります。健康診断で腎臓が弱っていると指摘された人は、要注意です。

なお、遅い時間に食べる場合は塩分も控えめにするのがベストです。

食後はハミングで消化を助けよう

ハミングには、胃腸の働きを促す効果も期待できます。

第1章で、胃カメラを撮影しているときに声を出すと、胃も腸も震えていたことをお話ししました。ハミングもそれと同じ腹式発声なので、「んー」という音に合わせて胃腸も震えて、刺激を与えていると考えられます。

この作用を利用して、食後にハミングをすれば消化を促せるのではないかと思います。

ただし、食べた直後にハミングをして刺激を与えると胃が痛くなってしまうかもしれないので、食後1時間ぐらい経ってからハミングするのがいいでしょう。

そのころには食べたものが胃で消化吸収されて、腸に届きます。

腸がハミングで震えるとぜん動運動が高まり、浄化作用も向上するでしょう。消化液の分泌もよくなるかもしれません。

ハミングは長時間する必要はありません。軽くのどに響かせる程度でも、十分お腹の中まで震えます。

よくため息をつき、よく笑おう

ため息と笑いは正反対の行動のようですが、どちらも健康面では大切な要素です。ため息をつくと幸せが逃げていくといわれていますが、じつはため息は悪い気を吐き出すための呼吸法のひとつ。

ストレスがかかっているときは、無意識に筋肉がこわばって緊張しています。そのため、心もリラックスできません。そういう状態で「はあ～」とため息が出ると、筋肉の緊張が解け、心も軽くなります。ため息をつくことで、心と体をリセットしているのです。

ですので、私は患者さんがため息をついているのを見ると、「どんどんため息をついてください。幸せになれますからね」とすすめています。

●ため息リラックス

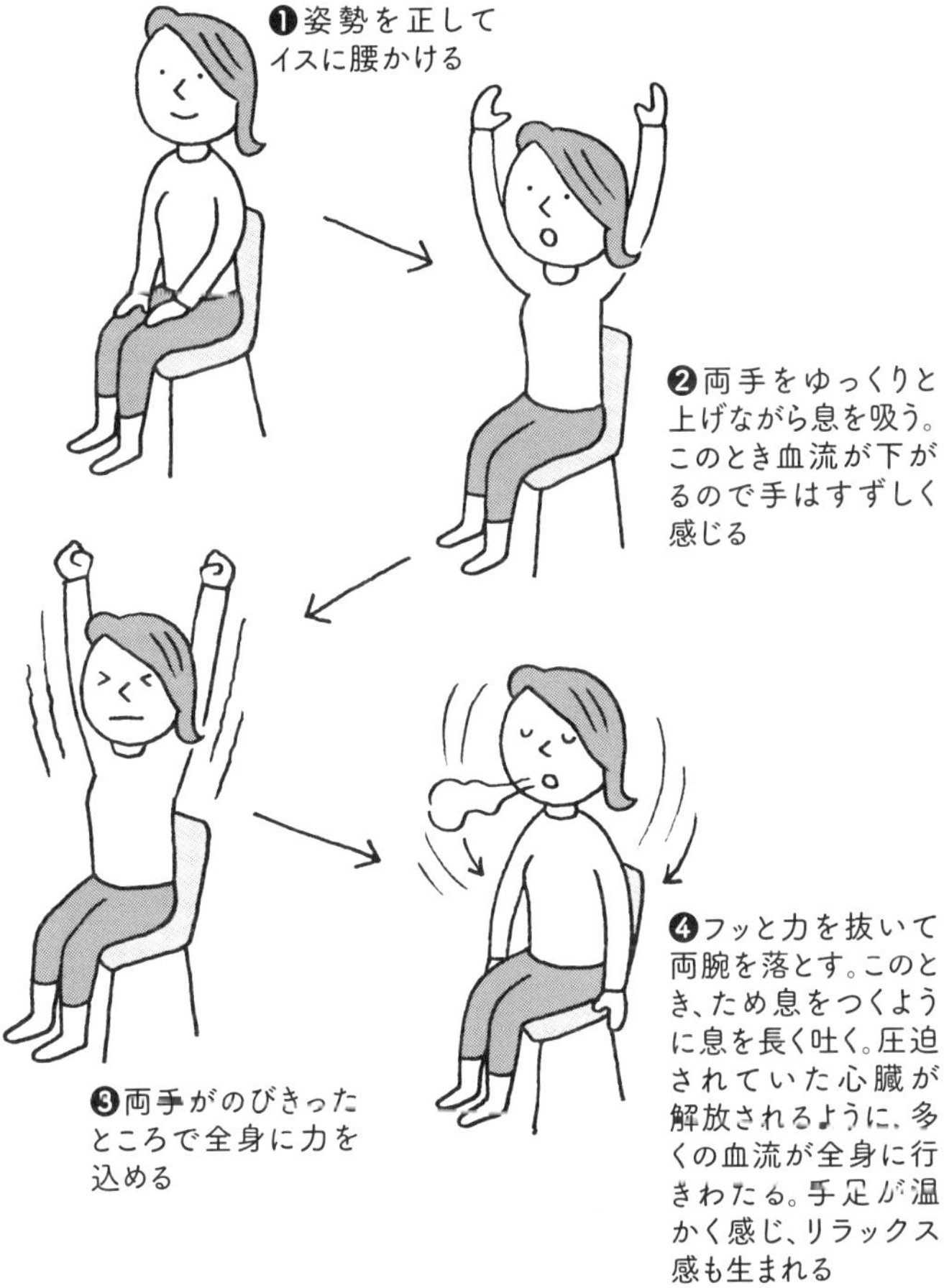
❶姿勢を正して
イスに腰かける
❷両手をゆっくりと
上げながら息を吸う。
このとき血流が下が
るので手はすずしく
感じる
❸両手がのびきった
ところで全身に力を
込める
❹フッと力を抜いて
両腕を落とす。このと
き、ため息をつくよう
に息を長く吐く。圧迫
されていた心臓が
解放されるように、多
くの血流が全身に行
きわたる。手足が温
かく感じ、リラックス
感も生まれる

このため息を利用したリラックス法を前ページに載せました。

このリラックス法を数回繰り返したあと、自然の風景を思い浮かべると、より心は落ち着いてきます。気分が鬱々としているときやイライラしているときは、ぜひ試してみてください。お金を貯めるのはいいことですが、ため息をため込んでいるのは、不幸のもとです。就寝前におこなうと、1日分の気持ちをリセットでき、深い眠りを得られるでしょう。

また、笑うことも医学的に健康に効果があると言われています。

患者さんに落語や漫才を見せて、免疫系の細胞を活性化させるという治療法もあります。

ですので、私は診察中にダジャレを連発しています。

「周東先生に診てもらうと、3回は笑ってしまう」とよく言われますが、患者さんを笑わせるのも大切な診察のひとつです。

先日、夫婦で診察に訪れた患者さんが口げんかを始めたので、紙とペンを渡し、「アルファベットをAからZまで書いてください」と言いました。2人はキョトンとしていましたが、アルファベットを書いてもらい、「あれ、Ｉ（愛）がないかと思っていたら、２人とも、ちゃんとありますね」というと、２人は大笑いしていました。さらに奥さんが「あなたは最近、Ｋ（毛）がないわね」というと、旦那さんは「そういえば、最近、Ｈがないなあ」と返し、とても和やかなムードになりました。患者さんに元気になって帰ってもらうのが、医者の務めです。

ダジャレを言うと、すぐに反応する方もいれば、即ダジャレを返す方も、反応が鈍い方もいます。反応が鈍いのは、私のダジャレの腕がまだまだなのかもしれませんが、気力がない、無反応の傾向があるなと、声のハリと同じように症状や健康状態を診断する基準にします。

お腹から笑っていると、ホルモンの分泌がよくなり、免疫系の細胞が活性化します。ですので、どんどん笑って細胞も元気にしましょう。

ウォーキングは4歩で吸って4歩で吐く

今や日本のウォーキング人口は4000万人といわれています。

私は30年前から健康のために歩いたほうがいいと提唱してきましたが、そのころはまともに相手にしてもらえず、近年ようやく認められてきたという感じです。

筋肉を鍛える運動の基本は歩くことです。

新潟県の三条総合病院では、健康教室に参加した50~70歳の女性に協力してもらい、運動で骨量が減るのを防げるかどうかの実験をしたそうです。

参加者を2つのグループに分け、一方のグループにはふだんより2割多く歩いてもらい、もう一方のグループにはこれまでどおり歩いてもらいました。それを2年間続けて骨量を測定したところ、前者のグループは骨量が平均で5%増えていました。ところが後者のグループは平均で11％も減少していたのです。このことから、歩くと骨が丈夫になることがわかります。

私はさらに、歩きながら腹式呼吸をするのをおすすめします。ウォーキングしながら腹式呼吸をおこなえば、有酸素運動になります。腹式呼吸で深く吸い込んだ酸素によって、脂肪や糖質をエネルギーに変えるので、血行促進や代謝アップを促し、さまざまなホルモンの分泌を活性化させます。免疫力もアップするので、強い体をつくれるのです。

ふつうに歩きながら腹式呼吸をするだけでも効果はありますが、ウォーキングならよりいっそう足腰も鍛錬されるでしょう。

ウォーキングは歩幅を広くして、1分間に90メートルほどの速度で歩きます。心臓のリズムを1分間でふだんの1・2倍から1・5倍に、脈拍を1・5倍から2倍に増やすぐらいのペースで歩きます。肩で風をさっさと切るようなスピードで、腕を大きく振り、全身を使って歩くのがコツです。

歩くスピードに合わせて腹式呼吸をするのは、慣れるまで時間がかかるかもしれません。最初はマラソンと同じように「吸う、吸う、吐く、吐く」のリズムで、慣れてきたら4歩で吸って4歩で吐く、と長めにすると、腹式呼吸を合わせやすくなると思います。

腹式呼吸のトレーニングはいつでもできます。

歩きながら、掃除をしながら、テレビを見ながら、お風呂の中でもトレーニングはできます。通勤の電車の中で腹式呼吸をしてみると、頭がスッキリしてきて、吊革につかまったまま居眠りをすることもないと思います。

血流をよくする深呼吸のしかた

気功や太極拳は、腹式呼吸に合わせて体をゆっくり動かします。

●血流をよくする呼吸の運動

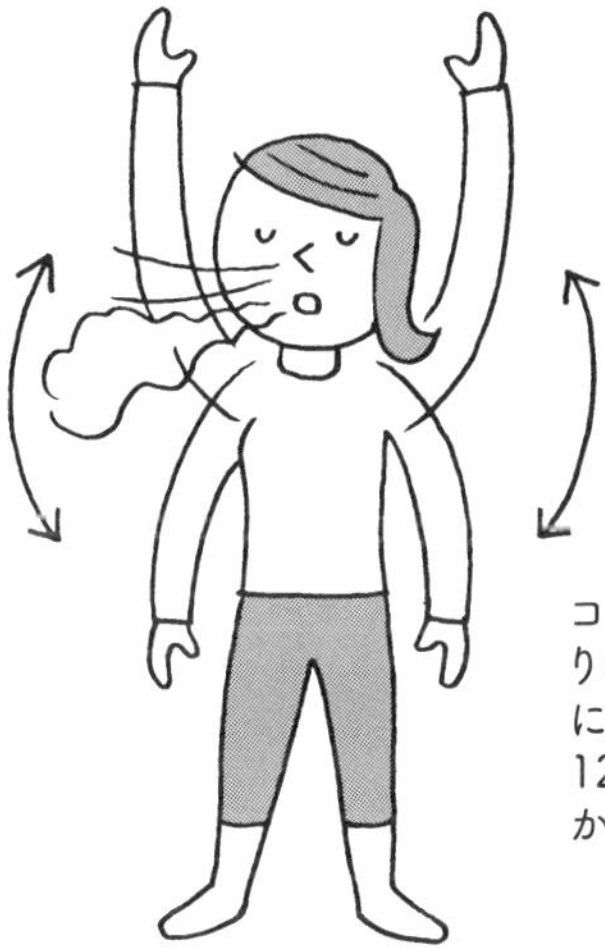
息を吸いながら頭の上まで両手をあげ、息を「はー」と吐きながら両手を横におろす
コツは動きをゆっくりおこなうこと。とくに息を吐くときは12秒くらい時間をかける

私は、その動きを深呼吸をするときに利用します。

息を吸いながら頭の上まで両手を上げ、息を「は――」と吐きながら両手を横に下ろしていく。ラジオ体操の深呼吸のような感じです。

このとき、手を上げると血液が引くので、手が冷たくなったように感じますが、下ろすと血液が指の先まで循環するので温かく感じます。この繰り返しで、体の血流がよくなるのです。

コツは、ゆっくり両手を上げて、ゆっくり下ろすということ。とくに息を吐くときに12秒ぐらいかけてゆっくり吐くと、副交感神経のレベルが上がります。

ふつうに腹式呼吸をするだけでも効果はありますが、この運動を組み合わせると、自律神経の働きがさらによくなると考えられます。

仕事でずっとパソコンに向かっていて、体がカチコチになっているときにこの運動をすれば、血の巡りがよくなり、体もほぐれるでしょう。イライラしているときや気持ちが落ち込んでいるときも、この運動で気持ちが落ち着いてくるはずです。

腹筋を鍛える「へそ踊り」はダイエットにも効果的

腹式発声を続けているとある程度腹筋が強くなりますが、さらに腹筋を鍛えるトレーニングをすると、安定した腹式発声ができるようになります。そのための簡単

●へそ踊り

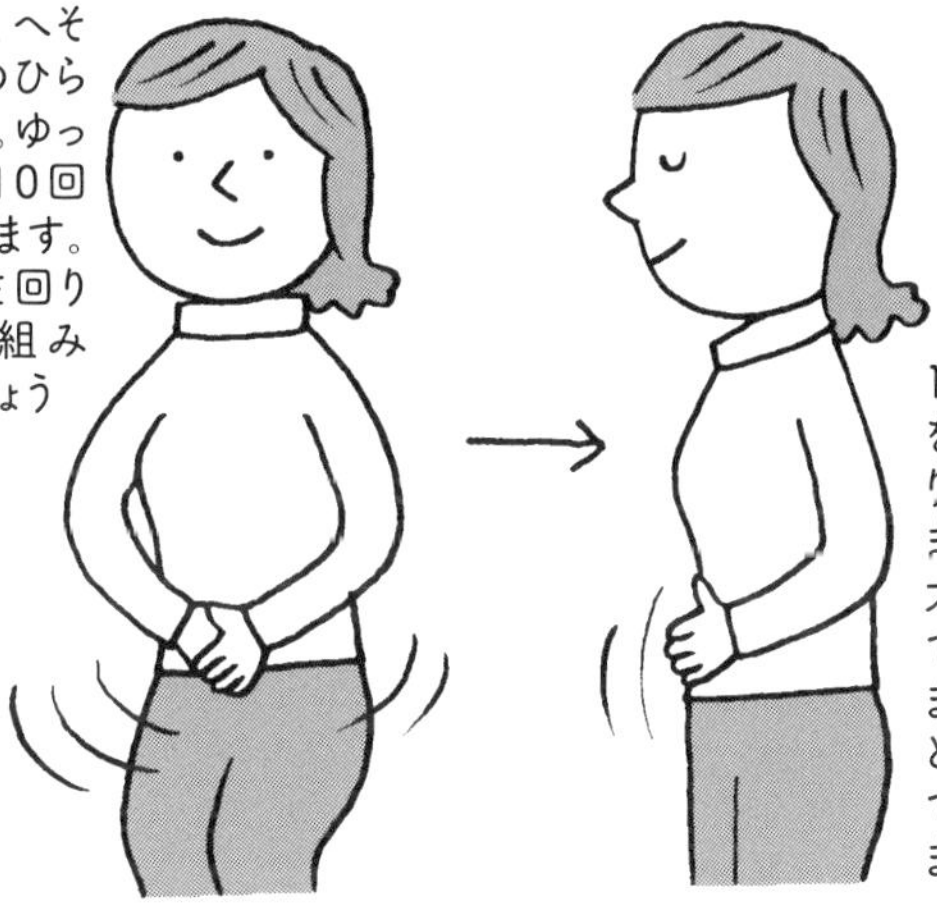
立ったまま、へその上に手のひらをあてます。ゆっくりと腰を10回ほどまわします。右回りと左回りを交互に組み合わせましょう
10回ほど、お腹をふくらませたりへこませたりします。このとき、大きく息を吸ってお腹をふくらませて、ふーっと長く吐き出していき、へこませます

な体操を紹介します。これは私が考案した体操ですが、「へそ踊り」と呼んでいます。

上のイラストをご覧ください。これだけの体操です。へそが踊るように動かすので、「へそ踊り」なのです。

最初の腰を回すところは準備運動のようなもので、次のお腹をふくらませたりへこませたりするところが本番です。これを繰り返すと腹筋が強くなっていきます。

腹式呼吸や腹式発声のトレーニングをする前にへそ踊りをしてもいいですし、仕事の休憩時間やテレビを見ているときなどにも、気軽にできます。

腰を回す運動は、ダイエットにもなります。

腰を回すと骨盤内腔の筋肉が揺らされます。すると腸間膜《ちょうかんまく》（腹腔内で腸管を包んでつり下げている膜）に蓄積している油脂も揺らされて、代謝が刺激されます。さらに体全体の脂肪の代謝もよくなるので、ダイエットにつながると考えられているのです。

ですので、腰を回す運動だけを積極的にやってみるのもいいでしょう。

ただし、この体操をするとき、お腹に力が入りすぎないように注意してください。骨盤周辺の筋肉を使って腰を回そうとすると、筋肉も使うので、お腹を緊張させたまま運動してしまいやすいのです。そうすると、腹部の血流が低下してしまい、蓄積している脂肪は代謝しにくくなります。

それを防ぐためには、腰を回す際に腹筋を引き締める、ゆるめる、を繰り返すようにすることが大事です。合間に腹式呼吸を入れるといいかもしれません。

また、年をとるのとともに、横隔膜に連動するろっ骨部の外腹斜筋（胴体を回転させるときやひねるときに使う）は加速度的に衰えていきます。へそ踊りはこの筋肉を鍛えて、老化を防ぐためにも効果的です。

加えて、骨盤内腔の筋肉が鍛えられると、腰椎が守られて損傷しにくくなり、腰痛も起こりにくくなるという効果も考えられます。

腹式発声を強化する腹直筋を鍛えよう

ところで、腹筋にはいくつかの種類があります。

腹式発声のために鍛えたほうがいいのは、腹直筋《ふくちょくきん》という、ろっ骨から骨盤まで縦にのびている筋肉です。

腹直筋は上体の前屈や骨盤を上に引き上げるときに使う筋肉で、骨のない腹部の内臓を守る働きをしています。腹直筋が衰えると前かがみになりやすく、骨盤の位置も下がります。すると胃下垂などが起こりやすくなるのです。

腹式発声をしていると、自然と腹直筋は鍛えられます。

もっと意欲的に鍛えたい人には、左ページの体操をしてみてください。これも、年配の方でも安心してできる簡単な体操です。

この動作を1日10回ほど繰り返すだけで、かなり腹直筋は強化されます。息を吐くときに「あ〜」と声を震わせるように出すと、同時に舌の筋肉やあごの筋肉の訓練にもなるでしょう。

そして腹直筋が鍛えられると、腹式発声もさらにしやすくなるという相乗効果が生まれるのです。

●腹直筋を鍛える体操

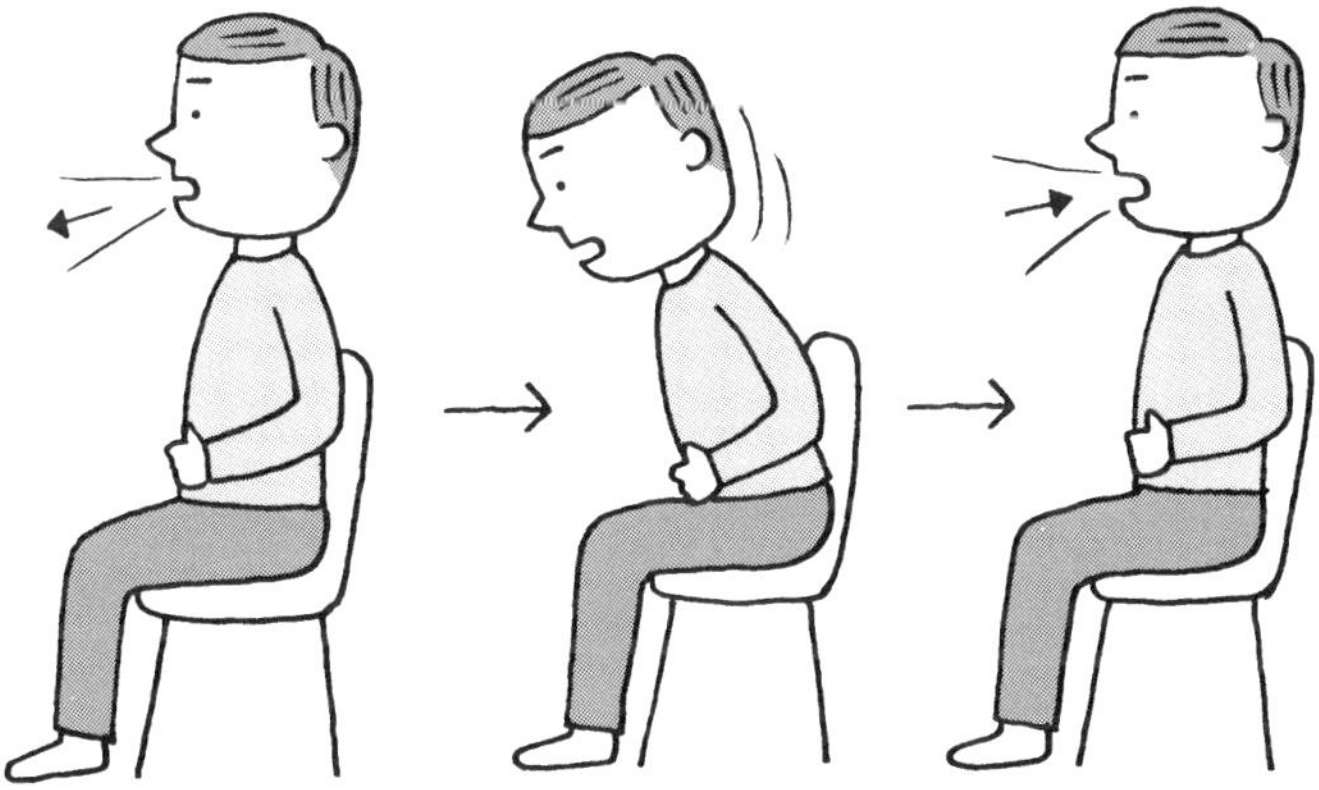

❶イスに座った状態でおへそのあたりに両手をあてて、ゆっくりと上半身を倒して前かがみになります。このとき、お腹に力を入れて「フー」と息を長く吐くこと。猫背にならないよう、背筋をのばしましょう。

❷前かがみになったら、約７秒間静止します。前かがみの目安は体が45度ぐらいに倒れている状態です。あまり深く倒すと腰に負担がかかるので、注意しましょう。

❸息を吸い込みながら、上半身をもとに戻します。

体のバランスを整えるインナーマッスルを鍛えよう

インナーマッスルという言葉は、みなさんも聞いたことがあるでしょう。体の筋肉のうち、深層部にあるものをインナーマッスル、表層部にあるものをアウターマッスルと分けて呼んでいます。

アウターマッスルは、骨格筋のように主に体を動かすときに使う筋肉です。一方、インナーマッスルは、主に体の姿勢の調節や関節の位置を維持する筋肉です。よく「筋肉を鍛える」というときは、アウターマッスルを指します。

インナーマッスルも鍛えたほうがいいのは、関節が安定するからです。スポーツジムに通って体を痛める人がいますが、これはアウターマッスルばかりを鍛えているから。インナーマッスルも同時に鍛えると、丹田を中心に体に安定感が生じ、た

●ゴキブリ体操

ゴキブリ体操は、ゴキブリがひっくり返り、慌てて手足をもぞもぞと動かしているような動きから命名しました。

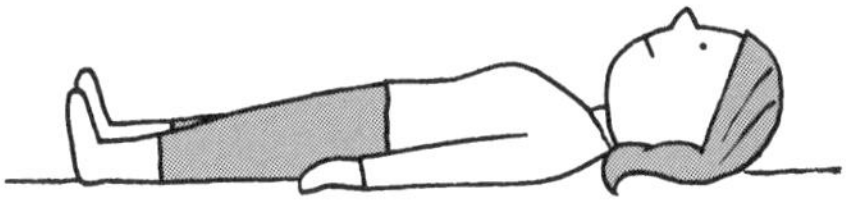

❶床やベッドにあおむけに寝転がります。

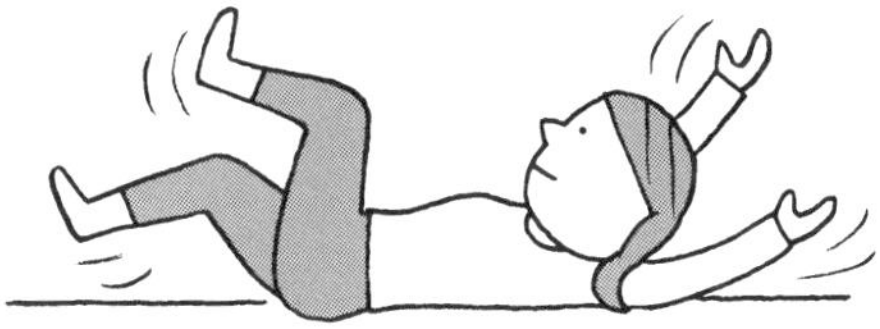

❷両足を上げ、交互に回転させます。自転車をこぐように動かすとやりやすいでしょう。同時に、両手は頭の上にもっていき、阿波踊りをするように動かします。

❸手足を同時に動かすのが難しいのなら、まず足を動かすことに集中しましょう。足がだるくなってきたところで、次は手を動かします。手がだるくなってきたら、また足を動かす、と交互に動かしていきます。それぞれ10回くらいずつが目安です。

可能であれば、頭を少し持ち上げながらおこなうと、よりインナーマッスルが鍛えられます。また、激しく動かさないこと。インナーマッスルは軽い負荷で、多めの回数おこなうのがよいといわれています。激しく動かすとアウターマッスルを鍛えることになりますので、ゆっくり動かしましょう。

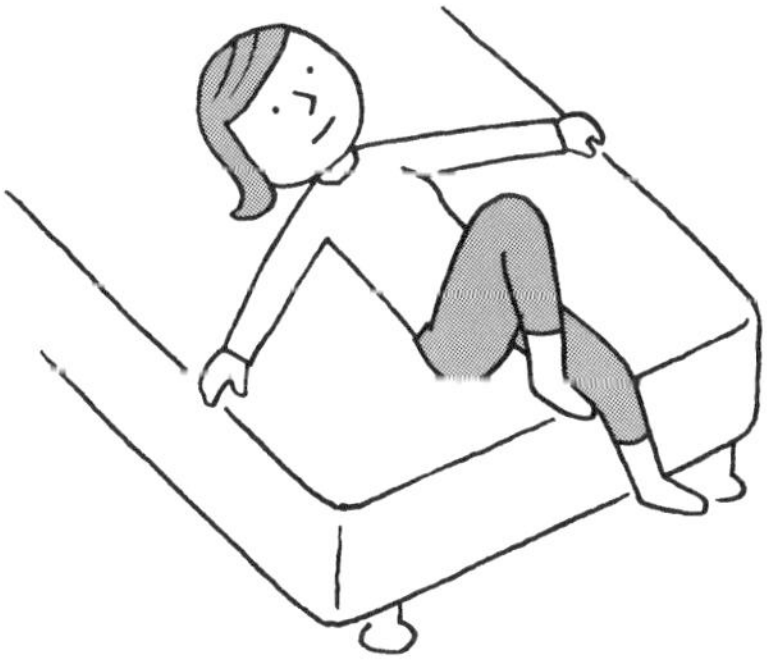

基本的に❶～❸の体操で十分効果は期待できますが、さらに余力がある方は次の体操もチャレンジしてみてください。

❹ベッドにあおむけに寝て、下半身をベッドの外へ出します。手でベッドを抑えるようにして上半身を支えながら、自転車をこぐ感じで足を回転させます。10回程度おこなって休みます。まだ力があるならば、また10回と繰り返します。

とえ体のバランスがくずれても倒れることなく、脊髄以外の関節である股関節をはじめ、肩や膝、肘などの関節が故障するのを防げます。

インナーマッスルが強くなると腰痛の防止にもなりますし、姿勢もよくなります。いわゆる四十肩にも効果があるといわれていますので、興味がある方は関連する書籍を読んでみてはいかがでしょうか。

ここでは簡単なインナーマッスルを鍛える方法を紹介します。

じつは、腹式呼吸でもインナーマッスルは鍛えられます。インナーマッスルのトレーニングでも腹式呼吸は積極的に取り入れられているので、いかにメリットの多い呼吸法なのかがわかります。

ここで紹介するゴキブリ体操とグランドスイミングは、骨盤内腔にある筋肉を中心に鍛えられます。これらの体操は室内で簡単にできますし、膝痛や腰痛があっても負担をかけずに運動できます。これらの体操はテレビでも紹介させていただき、たくさんの人に実施していただいています。

●グランドスイミング

床やベッドの上にあおむけに寝て、平泳ぎの要領で手と足を動かす運動です。背中の下に座布団などを敷くと、下半身が動かしやすくなります。

❶あおむけに寝転がります。

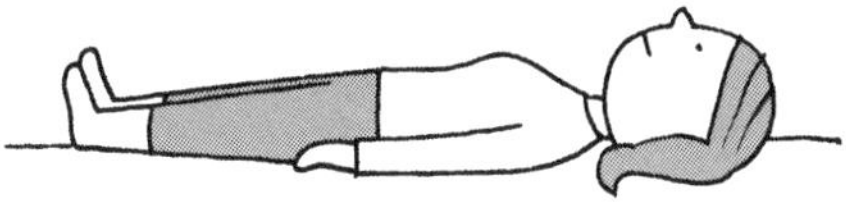

❷平泳ぎをするように手と足をゆっくり動かします。両手は上から両脇に向かって大きく円を描くように回します。両足は膝を曲げながら上に引き上げ、少し外向きに開くように蹴って足を閉じます。
手よりも足の動きが大事ですので、手足を同時に動かすのが難しい場合は、足だけを動かしましょう。

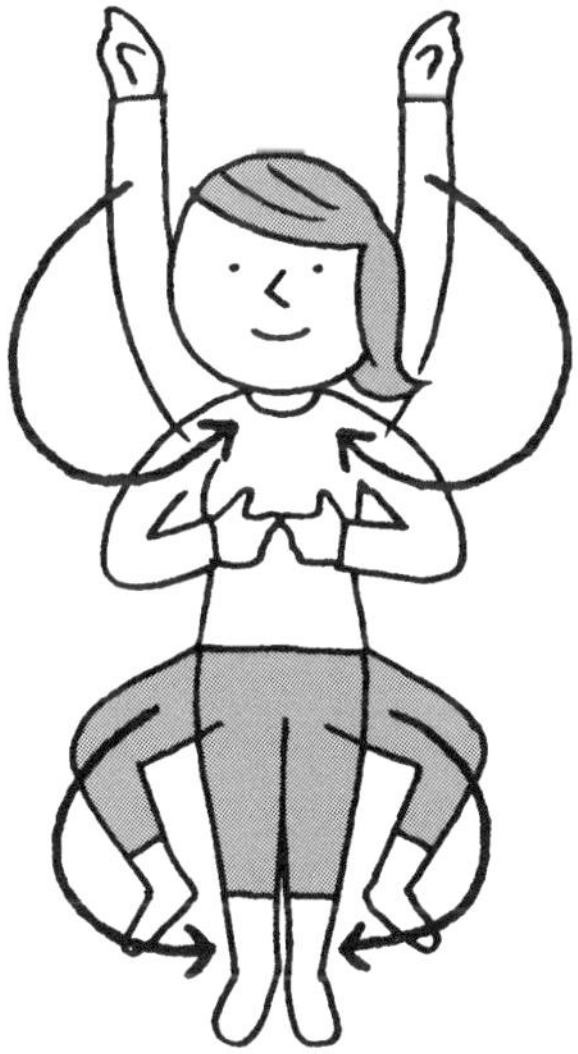

❸疲れたら、いったん休んでから再開します。朝と晩、それぞれ30回くらいを目安にしましょう。好きな音楽を流しながら体を動かすと、楽しくできると思います。

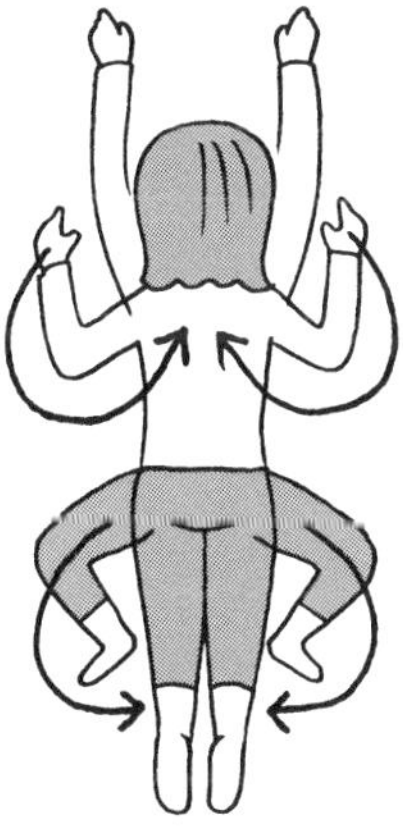

❹あおむけでグランドスイミングをしたあと、まだ余力があるのなら、うつ伏せになってやってみましょう。腹ばいになり、大きく平泳ぎをするように手足を動かしてください。胴体の下に座布団などを敷くと、動きやすいと思います。さらにバタ足をつけ加えると背筋やおしりの大臀筋も発達してきます。これはさらにインナーマッスルを鍛えられ、同時にアウターマッスルも強くできるトレーニングです。

声を支える首まわりの筋肉を鍛えよう

40代以上の人は、西城秀樹さんの『ヤングマン』という曲を覚えているでしょう。サビの「ＹＭＣＡ」の動きは、みんなでマネしたものです。

この動きからCを抜いたのが、ＹＭA体操です。

腹式発声をするためには、首まわりの筋肉を鍛えておくのも必要です。同時に、この体操では肩の筋肉を鍛えられますので、四十肩対策にもなると思います。

肩の筋肉の中でも、腕を前後左右や上下とさまざまな方向に動かすために働く三角筋は重要です。ここが衰えると、腕ばかりではなく、首や肘も動かしづらくなります。やはり、日ごろからストレッチをしておくと、予防になるのです。

この体操は腕をできるだけピンとのばし、大きく動かすのがポイントです。

●YMA体操

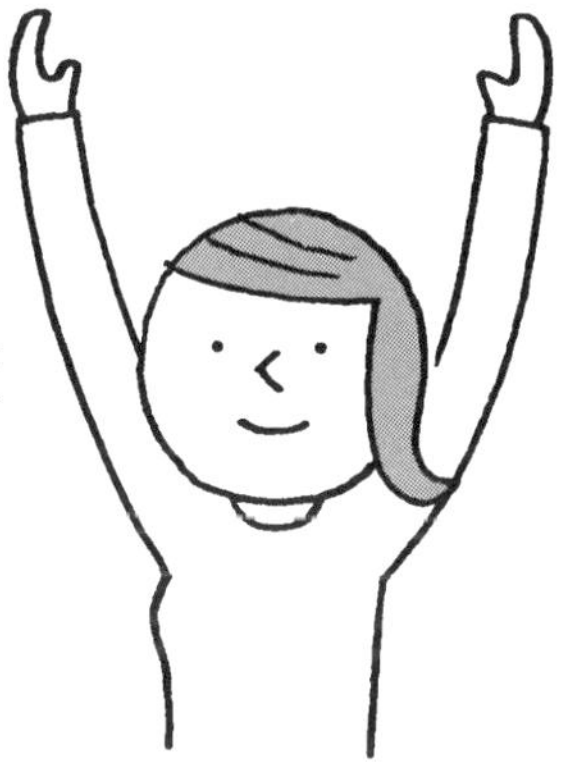

❶両手をY字の形になるように、斜め上に向けてのばします。

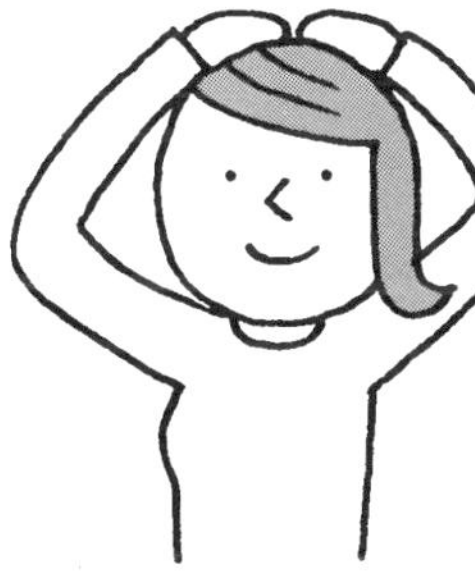

❷次に両手の指先を頭の上につけ、肘をできるだけ上に突き出すようにしてM字の形になるようにしてください。

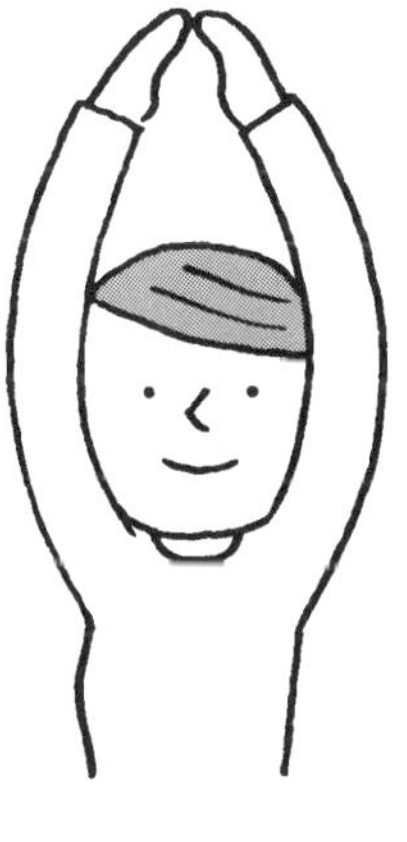

❸次は両手の指先をつけながらできるだけ上にのばし、A字の形になるようにしましょう。頭の上で３角形をつくるようにイメージしてもわかりやすいと思います。

❹ここまでの動作が1セットです、これを10回繰り返しましょう。

ただし、激しく動かすと三角筋を痛めてしまうので、無理してのばしたり、勢いよくやらないように注意してください。

ＹＭＡ体操は座っておこなってもかまいません。お風呂に入りながらでもできます。

また、立っておこなう場合は、足を肩幅に広げて立ち、体の力を抜きましょう。「Ｙ、Ｍ、Ａ」と声を出しながら動かすと、腹式発声のトレーニングにもなり、また楽しい気分にもなると思います。

運動でつくられるサイクリックＡＭＰ

現代人の暮らしはとても便利になりましたが、その反面、体を動かす機会は激減しました。たとえば、昔は床拭きや箒《ほうき》ではいたりする掃除で、体をひんぱんに動かしていました。買いものも歩いて行っていましたし、エスカレーターがない時代は階段で移動していました。日常生活で自然に適度な運動をおこなえていたのです。そういう機会が減った現代人は、体を動かす時間をできるだけ積極的につくらなければなりません。

私も多忙ですが、毎日体を動かすようにしています。

ただし、ジムなどに通っている時間はないので、本書に出てくるような体操や、軽い筋肉トレーニングをやっています。四つんばいになり、膝の下にざぶとんを敷いて、腹筋ローラーというエクササイズ器具を両手で持って床の上を前方に転がし、再び引き戻すというトレーニングを5回おこなったり、また、ダンベルを両手で持ち、片手ずつの上げ下げを左右交互に30回ずつおこなうなどの動作を繰り返すと、背筋や腹筋、腕の筋肉が相当つきます。だから私の腕はかなり固くて締まっています。

厚生労働省は２００６年に「健康づくりのための運動指針」をまとめました。それによると、健康維持のために必要な1週間の運動量は23エクササイズとなっています。

エクササイズとは身体活動の量のことです。1日あたりおよそ8000〜1万歩歩くと、1週間で5万6000〜7万歩ぐらいになり、23エクササイズに該当します。

ただし、多忙な人は毎日1万歩も歩く時間はないでしょう。とくに高齢者は外の段差で転んだら危険ですし、猛スピードで走ってくる自転車をよけきれない場合もあります。無理して外でおこなわなくても、家の中で体を動かせば十分でしょう。

私は1日12分以上まとまった運動をすれば、健康を維持できると考えています。本書で紹介したトレーニングをするだけでも効果はあるはずです。

12分が目安になるのは、運動で血液中の糖が消費され、体脂肪が溶け出してエネルギー源として使用されるのにかかる時間だからです。あくまで理想ですので、実際は12分以下でもかまいません。

運動すると、全身の血管が丈夫になります。

動脈も静脈も、血管の内壁は血管内皮細胞という細胞でできています。血管内皮細胞はサイトカインという情報伝達物質を出して、さまざまなホルモンの働きや炎症反応に関係して、体をコントロールしているといわれています。

ところが、動脈硬化や静脈血栓などによって血管の内壁に〝ヘドロ（ごみタンパク）〟が付着すると血流が悪くなり、血管内皮細胞の働きも低下してしまいます。これを私は〝血管さび病〟と呼んでいます。

それを防ぐには、やはり運動するのがもっとも効果的です。血液の流れがよくなると血管のヘドロが掃除されますし、何より、血管細胞内にサイクリックＡＭＰが増加して細胞が活性化されるのです。

第２章でもお話ししましたが、サイクリックＡＭＰは脂肪分解酵素を活性化させる物質です。また、細胞膜の中を浄化する役割を担っています。

運動をするとサイクリックＡＭＰが増え、体にたまった栄養分を脂肪にするのではなく、エネルギーに変換できるようになります。

疲れやすい人と疲れにくい人の違いは、細胞膜の働きが違うためです。よく運動をする人は細胞膜が鍛えられています。

細胞膜を通して物質の輸送をするタンパク質のことを、トランスポーターといいます。トランスポーターが細胞膜の内と外で、さまざまな物質のやりとりをしているのです。脂肪のトランスポーター、タンパク質のトランスポーター、糖のトランスポーターなどがあり、細胞膜の内外でやりとりするレセプター（受容体）が、それぞれの物質を細胞に取り込みます。

しかし、レセプターが足りないとそれらをうまく取り込めず、ミトコンドリアがエネルギーをつくれません。

毎日運動をすると、細胞膜に栄養素を通すトランスポーターが活発になり、酸素を体に取り込むレセプターが増えます。レセプターが増えると、ミトコンドリアでエネルギーが容易につくられるようになり、サイクリックＡＭＰがさらに増えてきます。

そしてサイクリックＡＭＰが増えるとより細胞膜が浄化され、しっかりしたいい細胞膜になります。その結果、疲れにくく元気な体になるのです。

ただし、ふだん運動しない人がいきなり激しい運動をすると「酸素のレセプター」がないのでうまく酸素を細胞に取り込めず、疲れてしまいます。本書で紹介したような簡単でゆっくりした運動を毎日続けると、酸素レセプターが増えて細胞膜も元気になるのです。

サイクリックＡＭＰを増やすには、ＡＴＰが必要です。ＡＴＰとはアデノシン三リン酸のこと。アデノシン三リン酸は、生命活動するための源となるエネルギーであり、ミトコンドリアでつくられます。アデノシン三リン酸をたくさんつくるためには、酸素が必要です。

腹式発声で酸素をたくさん取り込めば、アデノシン三リン酸がたくさん生成され、その結果、サイクリックＡＭＰも増えるという好循環が生まれるのです。

健康を守る布団の干し方

近年、日本人の3人に1人は何らかのアレルギー疾患にかかっているといわれています。アレルギー疾患は、今や国民病といえるのではないでしょうか。

アレルギー疾患には、ぜん息、アトピー性皮膚炎、アレルギー性鼻炎、花粉症や胃腸炎など多くの種類があります。アレルギー疾患の原因はダニやハウスダスト、花粉、食べ物、細菌、ストレスなど、さまざまです。

私たちが寝ている時間は、1日8時間として計算すると、1年間で2920時間です。私たちはこんなにも長い時間、布団の中で過ごしているのです。

一般的には「布団は定期的に外に干しましょう」といわれています。これは汗などの湿気を乾かして、日光消毒をするためでしょう。

けれども、実際には布団を外に干すと、さまざまな病気の要素を呼び寄せてしまいます。花粉やウイルス、バクテリアなどの菌が布団につきますし、排気ガスのスや、ときには鳥のフンがつくこともあります。最近花粉症の方が多いのは、布団についた花粉を吸っているせいもあると思います。

口や鼻から吸い込んだ花粉やウイルスにより、風邪や感染症にかかったり、のどに異常が起きることもあります。健康を考えると布団を天日干しするのは避けましょう。部屋の中で、窓ガラス越しに干すか、布団乾燥機を使うほうが安全です。布団と同じく、できれば洋服も外に干さないほうがいいと思います。

布団についた花粉や菌は、掃除機で吸い取ればいいやと思う方もいるかもしれませんが、じつはそれでは取り除けません。しかも、布団には４００万匹もダニが住んでいるといわれているので、とても取りきれないでしょう。もし、外に干すことにこだわるなら、ダニをシャットアウトできるような専用の布団カバーをかけることをおすすめします。

ダニのほか、ハウスダスト（室内塵）もアレルギーの要因です。ペットの毛や人の皮膚（フケ）、カビ、細菌などと一緒に、ダニの死骸やフンなども混じっています。これを吸い込まないためには、やはりひんぱんに掃除をするしかないでしょう。

心身を整える食事と食べもの

のどを守るためはもちろん、健康のためには、食事の仕方も気をつけなければなりません。

ひと口で大きく食べようとして、食べものが気管に入ってしまい、むせてしまった、という経験はありませんか。声帯は気管の入り口にあるので、食べもので声帯を傷つけてしまうこともあります。ひと口を小さくして、よく噛んでから飲みこむようにしましょう。

私は、のどのために酢タマネギを食べるようにしています。

タマネギには抗酸化作用があるアリシンが入っていて、活性酸素から体細胞を守ります。

酢タマネギはほかにも効果があります。タマネギなどのネギ類はガン、アレルギー、生活習慣病予防になる栄養素が多く含まれています。これらの病の予防のためにも、酢タマネギをおすすめしています。

酢タマネギの作り方は簡単です。まず、タマネギ1個を薄切りにします。大さじ3杯ほどのリンゴ酢と、大さじ5杯ほどのハチミツを混ぜ、そこにタマネギを5日間漬けておけば完成です。冷蔵庫で保存すれば20日間ぐらいはもちます。

タマネギに火を通すと栄養分が失われてしまうので、生のまま食べるのがポイントです。また、スライスしたタマネギは水にさらさないようにしましょう。

1日に食べる量は毎食お箸1つまみ分で十分です。そのまま食べても、かつおぶしなどをかけてみても、サラダに混ぜてもおいしく食べられます。

また、脂っこい食べ物は健康のためにはよくないのですが、油はのどの潤滑油となるため、のどの潤いのためにはよい面があります。

けれども、やはり健康面を考えると、動物性の油より植物性の油をとるほうがいいでしょう。

植物性の油の中でも私がとくにおすすめしているのは、亜麻仁油です。亜麻仁油は「アマ」という植物の種から抽出された油で、アトピーやガンを予防する効果があるといわれています。

亜麻仁油には、細胞組織を正常に保ってくれるαリノレン酸が多く含まれています。細胞膜は油でできていますが、亜麻仁油をとることで細胞膜が丈夫になります。

さらに、のどを守るためには、飲みものの温度にも注意しましょう。

熱すぎる、冷たすぎる飲みものはのどによくありません。ぬるめの飲みものがベストです。ぬるめの飲みものを飲むと声帯の粘液が出やすく、のどに潤いを与えます。プロの歌手の方は冷たいものはあまり飲まないと聞いています。夏場に暑いからとキンキンに冷えたアイスコーヒーやジュースを飲むのは健康を考えると厳禁です。

飲みものの種類についてはお茶や紅茶、コーヒーなど、とくにこだわらなくてもいいと思いますが、飲みすぎは体に悪いのでタブーです。

ただ、お茶を飲む場合は、発酵したお茶のほうがいいと思います。お茶は発酵してから渋みが消え、まろやかになります。玉露や煎茶、抹茶などはカフェインが強く、渋みが強いので胃腸を悪くしやすく、多量にはとらないほうがいいでしょう。同じ発酵させていないお茶でも、番茶や玄米茶は焙煎してカフェインが飛んでいるので、のどにはいいでしょう。緑茶を半発酵させたウーロン茶、同じく緑茶を発酵させた紅茶ものどにはそれほど刺激を与えない飲みものです。活性酸素を叩く抗酸化作用もあります。

なお、中華料理には肉料理や炒めものが多いですが、ウーロン茶をよく飲んでいる中国人には、脳卒中や心臓病が比較的少ないといわれています。ウーロン茶には脂質を体外に排出する作用があるからです。ですので、食事のあとにウーロン茶を飲むのはダイエットの効果も期待できます。

私が愛用している食品はプロポリスです。じつはプロポリスは風邪を予防する効果があるといわれています。プロポリスは自然の抗生物質なのです。

予防だけでなくのどの炎症を抑える効果もありますので、のどの炎症の予防のためにも、起きてしまった炎症を治すためにも、プロポリスを試してみてください。

おわりに

私が埼玉県越谷市にクリニックを開業して、27年が過ぎました。

私の理想は「なるべく薬もメスも使わずに治療」です。

治療は西洋医学に東洋医学を取り入れ、さらに病気になる前に防ぐ予防医学の普及にも努めてきました。食事指導や運動指導のほか、クリニックで健康カラオケ教室も開くなど、患者さんが楽しんで続けられて、かつ健康になれる場を設けています。私自身、歌うのが大好きでカラオケ教室でも率先して歌っていますし、毎年開催している健康まつりでは、患者さんたちと一緒に歌って踊っています。

さらに、私は患者さんとお話しするのも1つの治療だと考えています。俗にいう、「3時間待ちの3分診療」はありえません。患者さんをお待たせしてしまって申し訳ないのですが、得意のダジャレを交えながら、ひとりひとりの患者さんとじっくり、ゆっくり向かい合っています。

これからの時代、病院は治療するためだけの場ではないと私は考えています。

昔の東洋医学では、医者には上医、中医、下医がいると考えられています。

上医は病気になる前に治す医者を意味し、中医は病気を治す医者、下医は病気になっても治せない医者という意味です。

私は上医を目指すべく診察にあたっています。東洋医学では、病気ではないけれども、手足の冷えや胃腸の不調など、身体が病気に向かいつつある状態のことを「未病」といいます。この未病を早期発見して、いかに改善するか、日々奮闘しているのです。

また、病気になった人が仮に手術をして病巣を取り除いたとしても、以前と同じ生活を続けていたら、病気になるという体質は変わりません。その結果、病気が再発する可能性があります。

もし、あなたが病院に行ってただ黙って薬を出されたなら、その医師は中医でしょう。症状を細かく聞き、生活習慣の指導もしてくれるのが上医です。

つまり、生活を改善するのが本当の意味での治療なのです。

こういう考え方は東洋医学で何千年も培われてきたものであり、それをみなさんに紹介し、共有することによって地域の医療に貢献したいと私は思っています。

ダイエットにしろ、健康な体づくりにしろ、数日間で劇的な効果があるわけではありません。生活習慣を変えることで、気がついたら徐々に体が丈夫になっている。それが自然な健康法なのです。

この本が、声から普段の生活習慣を変えるきっかけになってくれれば幸いです。

２０１２年１月　　周東　寛

周東 寛　しゅうとう・ひろし

南越谷健身会クリニック院長。医学博士。

1978年昭和大学医学部卒。1986年に駅ビル医院「せんげん台」を開院。1990年医療法人健身会設立、理事長に就任。1995年に昭和大学藤が丘病院呼吸器内科兼任講師となる。2003年南越谷健身会クリニックを開院し、2008年院長に就任。2012年に獨協医科大学越谷病院糖尿病内分泌・血液内科非常勤講師。日本内科学会認定医、日本東洋医学会専門医等をはじめ各学会の専門医、指導医を取得。学生時代から西洋医学、東洋医学を併合した医療の研究をすすめ、病気の早期発見、早期対応による発症予防医学の重要性を提唱。心身医学療法もおこない、トータルヘルスの確立につとめている。歌手活動もおこなうほど歌うことが好きで、医療の場にカラオケを活用した健康法も取り入れている。『医者がすすめる「演歌療法」』『60歳からはじめる寝たきりにならない超簡単筋力づくり』(コスモトゥーワン刊)など著書多数。

医師が教える1日5分の発声法

声を変えると不調は消える

2013年2月4日第1版第1刷発行

著　者　周東 寛

発行者　玉越直人

発行所　WAVE出版

〒102-0074
東京都千代田区九段南4-7-15JPR市ヶ谷ビル3F
TEL　03-3261-3713
FAX　03-3261-3823
振替　00100-7-366376
E-mail:info@wave-publishers.co.jp
http://www.wave-publishers.co.jp

印刷・製本　中央精版印刷

ISBN 978-4-87290-601-1